虐待が脳を変える

脳科学者からのメッセージ

友田明美・藤澤玲子 著

新曜社

はじめに――児童虐待との関わり

わたしが医師として児童虐待と初めて出会ったのは、30年以上も前の１９８７年、まだ鹿児島市立病院の研修医だった頃のことだ。

救命救急センターで当直していた夜、３歳の男の子が瀕死の状態で運ばれてきた。状態が非常に重かったため、医長も応援に駆けつけた。非常に強い力で何度も殴られたのだろう。男の子は、頭部打撲によって頭蓋内出血していた。身体には、タバコの吸殻で付けられた無数の火傷跡と、新しいものから古いものまで様々な傷があり、虐待を受けたことは一目瞭然だった。すぐに警察へ通報し、それからの３日間、私たちは不眠不休で治療にあたった。日常的にひどい病人やけが人をたくさん見ているわたしたち医療関係者ですら、何かしてあげないとこころが折れてしまいそうであった。しかし、そんなわたしたちの願いもむなしく、その子は３日後に亡くなった。

テレビや新聞でしか見聞きしない児童虐待というものが現実にあるのだということを恐怖とともに知るとともに、まだ幼い命を助けられなかったという医師としての無力感を味わった経験であった。また、その子の親が最後まで虐待の事実を否認し続けたという事実も、当時のわたしにとっては衝撃的であった。

それから何年か経ってわたしも親になり、虐待がもっと身近な問題となった。今は立派に成人し、むしろわたしを支えてくれている子どもたちだが、やはり難しい時期もあった。何をしても泣き続ける、親の言うことをまったく聞かない、理由の無い八つ当たりをされる…。うんざりすることもある。愛してはいても、目の前の子どもがかわいいと思えない時もある。医師としての活動は止めないままに育児をしたので、余裕が無くて手が回らないこともあった。睡眠薬を飲ませてしばらくこのまま眠ってくれたらどんなに楽かしら？　などと頭によぎったこともあったぐらいだ。親というものはどんな時にも無条件で子どもを愛し、許すものだという幻想が打ち砕かれていく。手を上げた記憶こそほとんど無いが、わたしのせいで子どもにつらい経験をさせたという思いはそれこそ山のようにある。

親になってから、研修時代に出会った親からの虐待によって殺された子どものことがまた生々しくよみがえってきた。ひとりの患者さんだった子どもが、今度は自分の子どもや子どもの友だちの姿と重なって見えてきたのだ。かわいい子どもをひどい目にあわせた親に対する許せない気持ち。同時に自分は子どもにそんな思いをさせていないかという不安。多くの親と同様、わたしも自分の育児に自信が持てず、自分の子どもが不幸なのではないかと何度も自問した。

あの子は、もう親に抱きしめてもらうことはできない。でも、生きていたらもう一度抱きしめてもらえていたのだろうか？　傷ついたこころを癒してもらえたのだろうか？　もし、身体が回復していたら、幸せになることができたのだろうか？

わたしは娘たちをきちんと抱きしめているだろうか？　こころを傷つけてはいないだろうか？　わたしに育てられる娘たちは幸せだろうか？

児童虐待がさらに身近に感じられ、ますますほうっておけないと感じるようになった。とは言え、その出来事は医師としてのつらい記憶であり、むしろ目を背けたくなる現実であった。虐待という事象を深く考えるとき、親なら誰でも持っている自分のダークな部分がどうしても見えてくる。正直なところ、積極的に向き合っていきたいという気持ちは無かったし、ましてやそれが自分のライフワークになるなど夢にも思っていなかった。でも、今になってみれば、あの出来事がわたしをここへと導いたのだと思う。

しばらく小児神経学を勉強していた時、もう一つの転機が訪れた。2003年、小児精神医学を研究するためにアメリカへ留学する機会を得たのである。最先端の脳機能の研究ができるすばらしいチャンスであった。2人の娘と共に、わくわくした気持ちでボストンへと渡った。

マサチューセッツ州ボストン郊外にあるマクリーン病院の発達生物学的精神科学教室がわたしの受け入れ先であった。マクリーン病院は、ハーバード大学の関連病院の一つであり、全米で有数の高い質を誇る有名な精神科の単科病院である。緑の豊かな広大な敷地に低い病棟が点在している。最先端の技術を持っていることだけではなく、入院患者も富裕層が多く、数多くのセレビリティが入院することでも有名である。映画『ビューティフル・マインド』のモデルであり、ゲーム理論でノーベル経済学賞を受賞したジョン・ナッシュ博士も一時期ここに入院していたと聞いて、少なからず興奮したものだ。

少し話はそれるが、この病院には、患者さんが退院する際に病院全体でパーティを開いて見送るという風習があった。患者さんの回復をスタッフみんなこころから喜び、お祝いするのだ。患者さんたちも含め、スタッフみんなが大きな家族のようだった。秋になると病院の敷地内の大きな果樹園には、たくさんのリンゴがなった。週末になると、娘たちは大喜びで食べきれないほどのリンゴを摘んだものだ。わたしはそのリンゴでアップルパイを焼いてそのパーティに持参した。今でもアップルパイはわたしの得意料理である。
このパーティを含め、この病院の医療に対する姿勢は、わたしがここで学んだもっとも大切なことのひとつであった。技術や薬だけでは、精神の病は治らない。人と人の絆がこころの傷を癒すのである。精神病の治療には、最先端の脳科学以上に、豊かな環境と温かい看護が重要なのだ。帰国後の今でも、わたしの教室では年に2回、スタッフだけではなく、その家族も招いて、研究室でパーティをしている。子どもや家族を含めたファミリーの絆を強くすることは、研究や治療、特に児童虐待というテーマを持った研究や治療には非常に大切なことだと信じている。

しかし、その素晴らしい環境を一歩出ると、そこにはアメリカの厳しい現実があった。アメリカは、虐待大国と揶揄されることもあるぐらい、児童虐待の多い国である。テレビをつけると、悲惨な児童虐待の事件が日に入る。実際、毎年アメリカの児童福祉局には、300万件以上の虐待やネグレクト（養育の放棄や怠慢）の通報があり、そのうち100万件以上には虐待の明らかな証拠があるという。当時の日本では、まだまだクローズアップされはじめたばかりの問題であった。

マクリーン病院でのわたしのボスは、マーチン・H・タイチャーであった。わたしの永遠の師匠の一人である。タイチャーは、小児神経科医から精神科医に転身し、虐待が脳に与える影響を研究していた。面接で初めて先生に会った時、先生はこう言った。「子どもの時に厳しい虐待を受けると脳の一部がうまく発達できなくなってしまう。そういった脳の傷を負ってしまった子どもたちは、大人になってからも精神的なトラブルで悲惨な人生を背負うことになる。」この言葉が、わたしのその後の仕事人生を変えることになった。

タイチャーに最初に与えられた課題「子ども時代に悲惨な虐待を受けた経験をもつ人の脳に〝子ども時代の虐待のエピソードがどういった影響を及ぼしていくのか、その過程や成り立ちに迫る〟」は、アメリカでの3年間だけでなく、わたしの一生の課題となり、今も追い続けている。日本に戻って12年が経った今でも、日米科学技術協力事業「脳研究」分野グループ共同研究の日本側代表者として、日本とアメリカボストンを頻回に行き来しながら、虐待と脳についての研究を続け、タイチャーともたびたび共同研究を行っている。毎年、日米のどちらかで一緒に講演活動などをしながら近況報告するのが恒例行事だ。

わたしがアメリカに渡った頃、日本では児童虐待が話題となることはまだまだ少なかったが、２０１７年の現在では大きな社会問題のひとつである。児童相談所への相談件数は増加の一途をたどり、テレビでは虐待に関する痛ましいニュースが毎日のように流れる。まるで留学当初のアメリカのようだ。児童虐待によって生じる社会的な経費や損失は、２０１２年度で少なくとも年間１兆６０００億円にのぼるという試算も発表された。児童虐待が子どものこころに与える影響だけでも重大であることはもちろんだが、虐待が当事者のみならず、社会全体の問題であることを示す事実である。

その一方で、まだまだ虐待を科学の側面から研究するといった活動はほとんど無いのが現状である。現在のところ、虐待が脳に与える影響を研究しているのは、わたしの所属する福井大学子どものこころの発達研究センター以外には知らない。

わたしは、この14年間、日本で虐待された人たちのこころのケアに取り組むと共に、虐待が脳に与える影響を様々な方向から研究してきた。そこで得られた結果は、虐待が脳を変えてしまうという事実。楽しいものではない。しかし、それでもその事実を多くの人に伝え、虐待の恐ろしさを知ってもらうことがわたしの使命だと考えている。実際に虐待を未然に防ぎ、影響を最小限にしていくためには、医療や福祉だけでは不十分であり、たくさんの人がお互いに支えあわなければならない。

わたしは、児童虐待でこころに傷を受け、遠い昔の経験によって残された傷によって悲しい運命と戦っている人をたくさん診てきた。そんな傷を負わせた多くの親とも対峙してきた。虐待と言うとどんなにひどい親ばかりいるのだろうと思われるだろうが、実際には、子どもを良くしようと必死でがんばっている普通の親もたくさんいるのだ。そんな親がなぜ子どもの身体やこころを傷つけるような酷いことができるのか？　その答えはわたし自身の中にもあると思うし、多くの人がこころの中に抱きながら子どもを育てていることであろう。

わたしは、2人の娘の親でもある。虐待の子どもに与える傷について研究しているものとしては、「わたしはこんな立派に子どもを育てた！　虐待などありえない！」と胸を張りたいところだが、実際のところ、親としてのわたしは情けない限りである。自身の子育てに関しては、今では自分の足で立っている娘たちに与えることができたものを誇りにするより、背負わせてしまったかもしれないものを反省するばかりである。あの時のあの行動は不適切であった、こんな子育てをしたわたしが虐待についてえらそうに話をしていいものだろうか？　と考えてしまうこともある。

完璧ではない親のひとりとして、虐待の被害者と加害者の両方をたくさん診てきた医師として、今わかっていることをできるだけ多くの人に伝えたいと思う。虐待について知れば知るほど、考えれば考えるほど、わからなくなることが増える。永遠に答えなど出ないのではないだろうかとも思う。虐待の残す傷を伝えたところで、その虐待自体を止める手段を見つけなければ何になるのだろう？　と考えることもある。それでも研究活動と啓蒙活動を続けているのは、科学の示す証拠をできるだけ多くの人に知ってもらうことが、虐待を抑制する力になるに違いないと信じているからである。

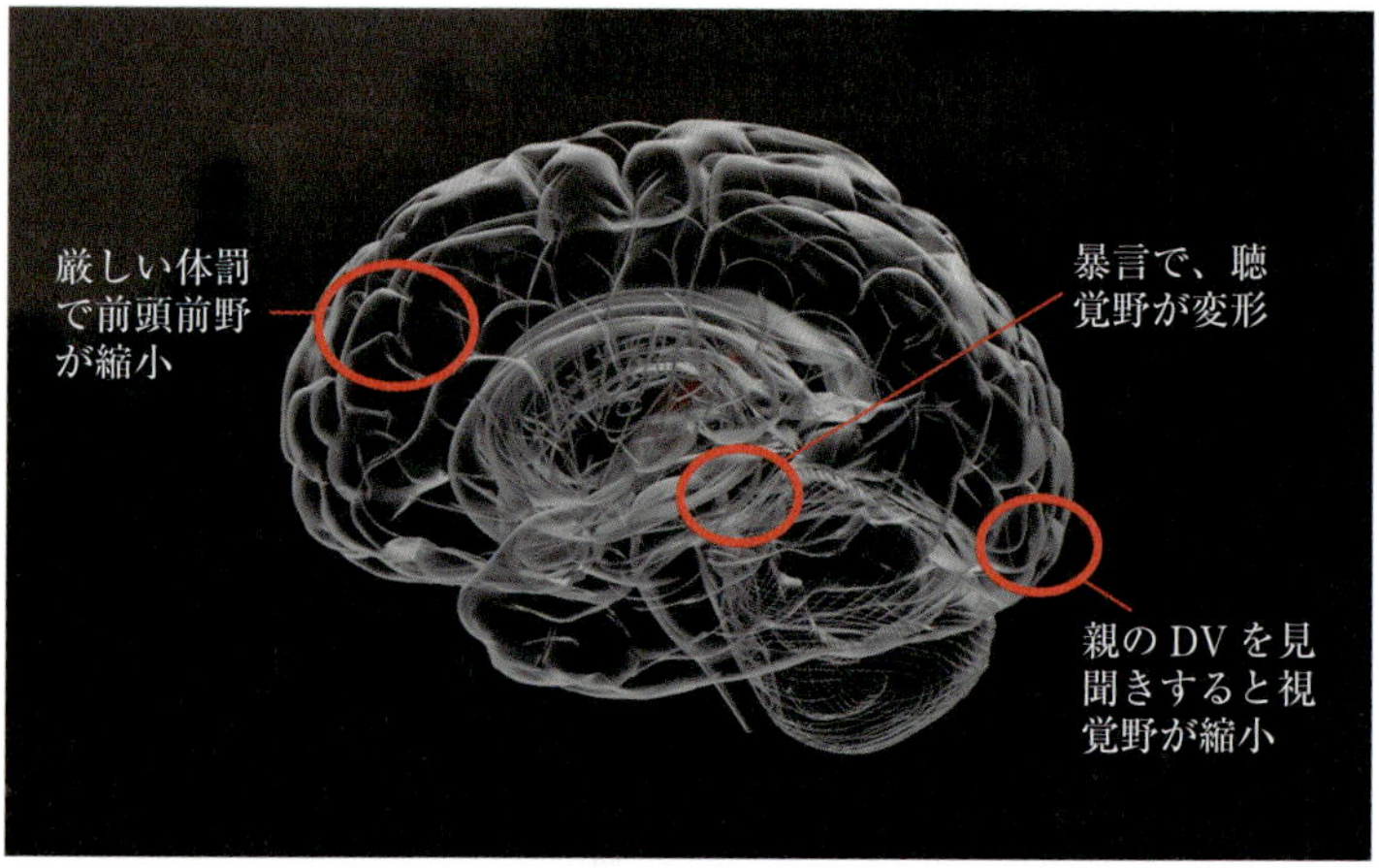

虐待による脳の変形

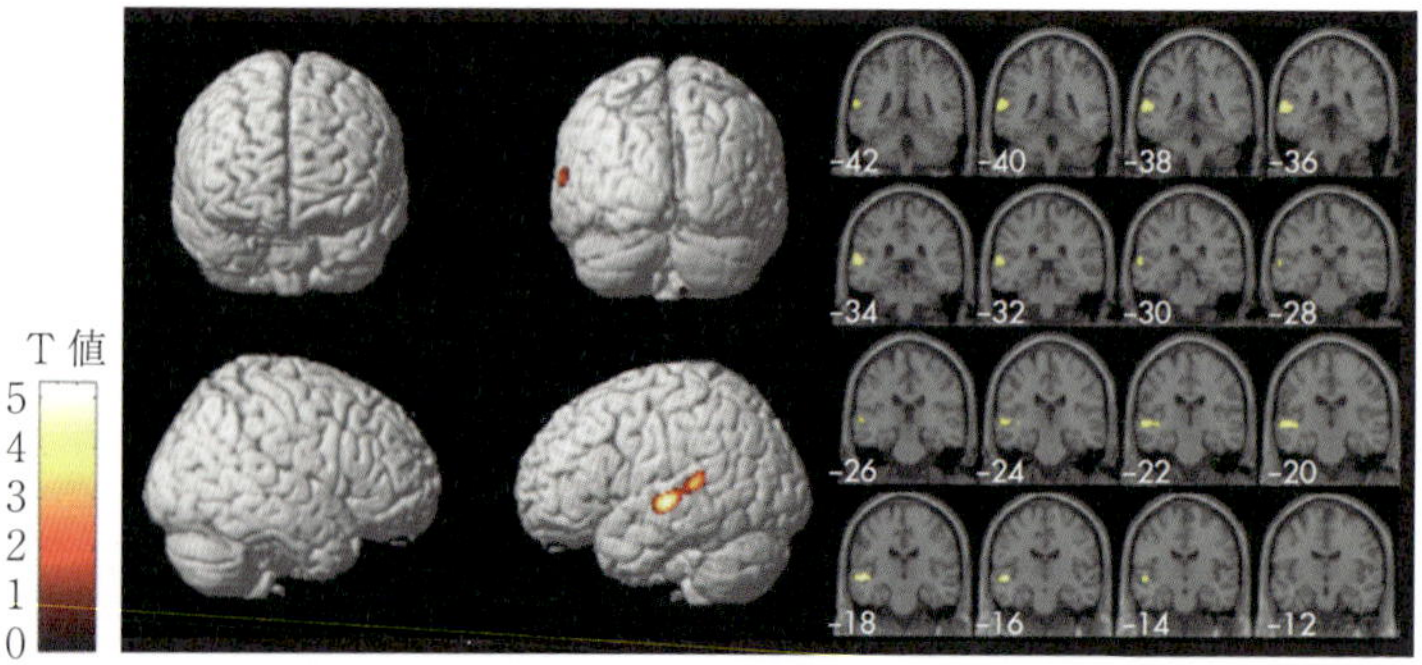

高解像度 MRI 画像による、小児期に暴言虐待を受けた若年成人群（21 名）と健常対照群（19 名）との脳皮質容積の比較検討

被暴言虐待群では左聴覚野（22 野）に有意な容積増加が認められた。

出典：友田明美『新版 いやされない傷 ― 児童虐待と傷ついていく脳』82 診断と治療社, 2012. 許可を得て転載

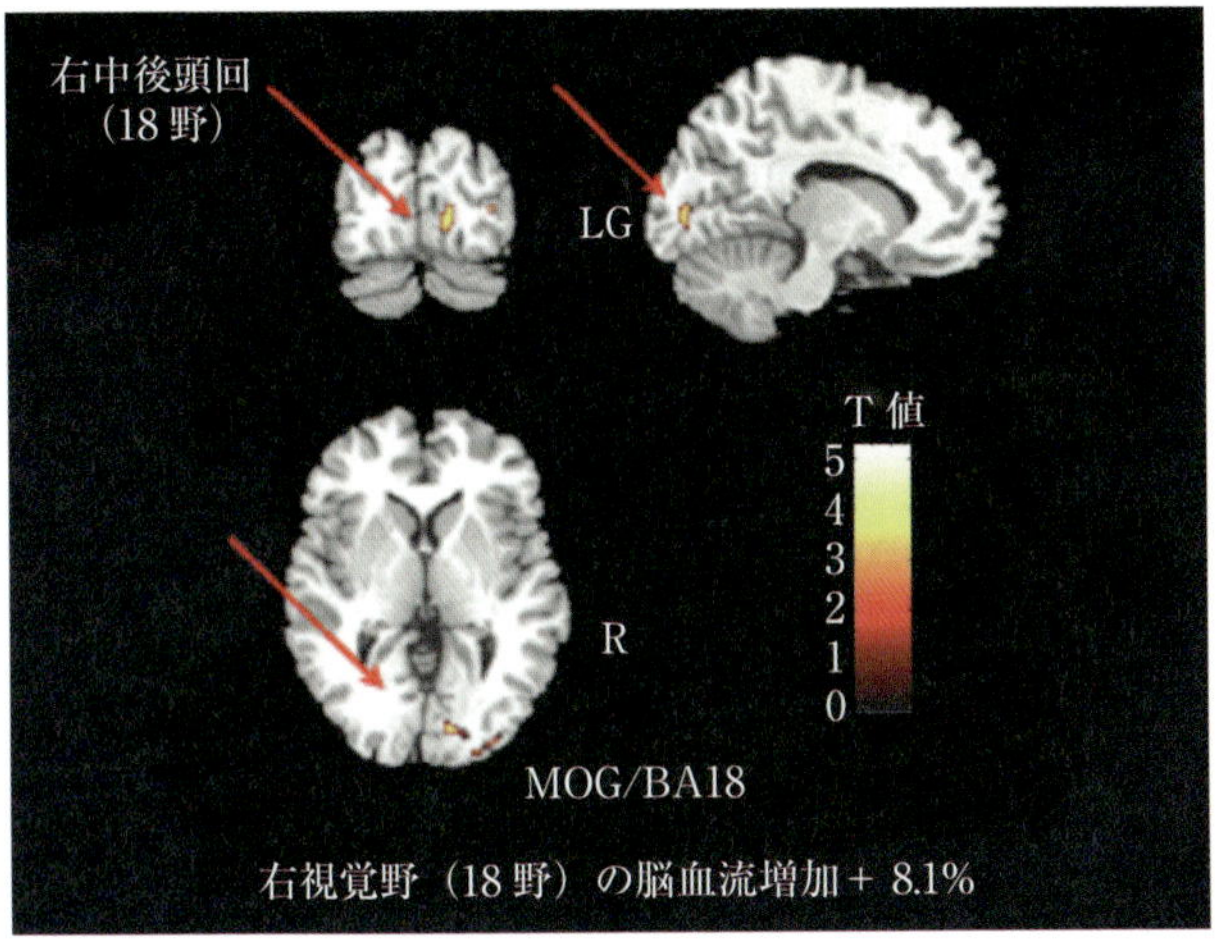

子ども時代の DV 目撃による脳への影響
出典：友田明美『新版 いやされない傷 ── 児童虐待と傷ついていく脳』88 診断と治療社，2012．許可を得て転載

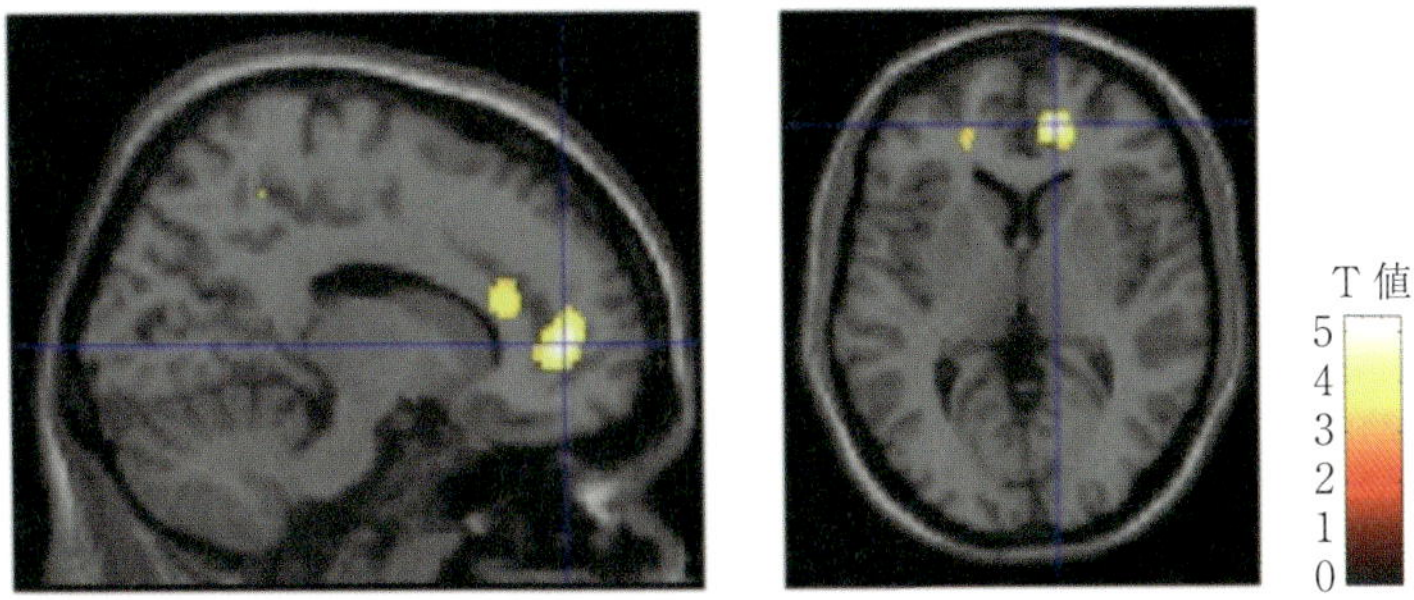

高解像度 MRI 画像による、小児期に厳格体罰を受けた若年成人群（23 名）と健常対照群（22 名）との脳皮質容積の比較検討
厳格体罰を受けた群では右前頭前野内側部（10 野）、左前頭前野背外側部（9 野）に有意な容積減少が認められた。
出典：友田明美『新版 いやされない傷 ── 児童虐待と傷ついていく脳』92 診断と治療社，2012．許可を得て転載

＊もくじ

装幀＝新曜社デザイン室

1章＊虐待とは

1　児童虐待の定義

虐待というテーマを扱う上で、最初に直面する問題が、「虐待とは何か」という定義である。わかりきったことのように思えるかもしれないが、実はこれこそが虐待問題を扱う上でもっとも難しいことであり、解決にたどり着けない大きな障害である。他の多くの社会問題と同じように、個人個人の受け止め方は多種多様であるからだ。

仮に、親が理由も特に無く子どもを殴るのが明確な児童虐待だとしよう。では、怪我をしないように加減しながら殴るのはどうだろう？　正当な理由があれば虐待ではないだろうか？　だとすれば、子どもがお友だちを殴ったというのは、子どもを殴る正当な理由だろうか？　逆に、反抗的な態度を取っただけで殴るのは虐待だろうか？　1度きりならOKで、繰り返せばNG？　子どもの人格を否定するようなこと、たとえば、「お前は馬鹿だ」というのは精神的虐待だとよく書かれているが、冗談で言っても虐待だろうか？

一番わかりやすいのは、「被害者（子ども）が虐待を受けていると思えば虐待である」、という考え方である。しかし、客観的に見て虐待を受けている子どもでも、本人は虐待だと思っていないケースも多い。多くの子どもは自分の家庭を当たり前だと思って育つ。外の世界を知らないから、親から酷い扱いを受けていても、それが一般的ではないということに気付かない。「もしかしたらうちの親はおかしいのかもしれない」という気持ちが芽生えても、親を愛しているがゆえに辛い気持ちを押し込め、自分が悪いのだと結論付けてしまうことも少なくない。実際、わたしの本を読んで、「自分が小さいときに受けたのは虐待だったのだと初めて気付いた」と手紙をくれる大人がたくさんいる。

逆のパターンもある。実際には客観的な虐待の事実がない場合でも、周囲の影響や精神疾患などによって虐待を受けたと信じこんでしまうこともあるのだ。多くの手紙をいただく中で、「自分自身は虐待をした記憶はないのだが、子どもからは児童虐待を受けた、それによって不幸になった、と責められている」といった内容のものがある。親が良かれと思ってした行為が子どもにとっては本当につらいことだったというケースが多いのだが、実は、子どもが「自分の辛さをすべて親の責任にしているだけ」というケースも実際に存在する。子育てという長い年月の中で、親が子どもを傷つけたのか、子どもが自分の都合のよいように記憶を書き換えたのか。時が経ってしまえば答えが出ることはない。

要するに、家庭という密室の中で起こるこの児童虐待を客観的に評価し、刑事裁判のように白黒をつけるのはそもそも無理なのである。しかし、それが故に第三者の介入が遅れ、凄惨な事件に発展してしまうこともあることは、近年のニュースを見れば明らかだ。

それを未然に防ぐためには、まず、虐待＝悪であるというような見方を根本から変えてほしい。悪（虐待をする親）を倒せば正義が勝つ（子どもが守られる）というような美しい物語は、存在しない。

もちろん虐待であるという判断の基準となる定義は存在する。この本を書く上でも、普段の診療をする上でも、一般的な定義を基本としている。しかし、特に子どものこころへの影響を考えたときには、「それが児童虐待の定義に当てはまるかどうか」ということより、「長い子育ての中で、子どものこころや脳を傷つける可能性がある行為をしないように努力する」ことが、もっとも重要であるということを忘れてほしくない。

おそらく、多くの人が児童虐待と聞いて思い浮かべるのは、わたしが研修医の時に出会った少年のような、全身傷だらけ、火傷だらけの身体ではないだろうか？　または、食べ物を与えられず、お風呂にも入れてもらえないで部屋に軟禁された、餓死寸前のやせ細った少年や、義父に性的暴行を受けたにもかかわらず、誰にも言えずにひっそりと悩み続ける少女の姿だろう。

こうした虐待のイメージは悲惨でインパクトが強い。人の正義心に強く訴える。見聞きした誰もが憤りを感じ、こころを痛めるだろう。

しかし、それでは、このような虐待を実際に目にした人、耳にした人はどれぐらいいるだろうか？　おそらく、自分には関係の無い遠い世界の出来事――例えば、アメリカのスラム街での出来事――のように感じる人が大半ではないだろうか。

もちろん、こうした凄惨な事件はこのところ頻繁に起こっており、それを未然に防ぐ対策を講じるのは重要なことである。悲惨な事件を繰り返さないような社会の仕組みを作っていくべきである。とはいえ、こうした事件はやはり特殊であり、日常的ではない。テレビでニュースになるのは、せいぜい1ヶ月に1

度か2度（それでも最近非常に多いように感じるが）。1億2000万人の日本人の中で、このような悲惨な事件に関わる人はやはりほんの一握りである。それ以外のほとんどの人は、ニュースや新聞でこうした事件を見て、こころを痛め、「自分には関係のない世界の出来事であり、自分の周りにいる子どもは幸せである」ことに安心する。

しかし、実際の児童虐待とは、一般の人が関わることの無い、遠い世界の出来事などではない。多くの人の身の周りで、しかも日常的に起こっているのだ。ただし、それは、多くの人が考えるよりももっと目立たない種類の、もっと残虐性を感じない、もっと曖昧で地味なものである。だからといって、子どもが傷つかないわけではない。虐待の傷が浅いわけでもない。人生が破壊され、人格が変えられる。その結果、周囲の人間の人生をも狂わせ、社会にも大きな損害を与える。地味であろうが曖昧であろうが、児童虐待とは実に影響力のある残虐な行為なのである。

2　マルトリートメントという考え方

児童虐待という概念を最初に取り上げたのは、1960年代のアメリカの小児科医のケンプである。彼の「Battered Child Syndrome」（被虐待児症候群）という論文が火付け役となった。Battered＝打ちのめす、の言葉が示すとおり、虐待とは身体的虐待を意味していた。その後、フェミニズム運動の高まりと共に、性的虐待などにも注目が集まるようになった。

近年、欧米では、チャイルド・マルトリートメント、日本語で「不適切な養育」という考え方が一般化してきた。身体的虐待、性的虐待だけではなく、ネグレクト、心理的虐待を包括した呼称であり、子どもに対する大人の不適切な関わりを意味した、より広い観念である。この考え方では、加害の意図の有無は関係なく、子どもにとって有害かどうかだけで判断される。また、明らかに心身に問題が生じていなくても、つまり目立った傷や精神疾患が無くても、行為自体が不適切であればマルトリートメントと考えられる。

わたし自身、本来このマルトリートメントという言葉の方が適切であると考えている。虐待という言葉は強すぎて、子どもにとって「不適切」な行為であっても、虐待と感じるほどひどいとは思えないために、その行為が見過ごされる。また、必死で子育てしている親を深く傷つけ、人格自体を否定してしまいかねない。親が子育てに自信を失うことは、子どもとの関係がますます悪化することにもつながる。

行為が重かろうが軽かろうが、子どものためを思っての行為であろうが無かろうが、傷つける意図があろうが無かろうが、児童が傷つく行為は改めるべきである。

たとえば、真夏の車の中に子どもを置いて買い物に行く親がいる。疲れて寝てしまった子どもを起こすのがかわいそうで置いて行く人もあれば、危ないとわかっていても、抱き上げるのが面倒だからと置いて行く人もあろう。そうした行為を改める方法はおそらく違っている。前者は、無知が起因した行為であり、真夏の車内の気温がどうなるか、高温の車内で寝ていると何が起こるのか、という知識を得ることが解決につながる。それに対して、後者の場合は、親の責任や親子関係についての考え方を根本的に修正しなければ改善は期待できない。場合によっては、親を子どもから引き離す必要があろう。それでも、行為によって子どもを危険に晒すことに違いは無く、なんらかの介入が無ければ繰り返されてしまう可能性がある。つまり、子どものためであろうが、自分のためであろうが、危険で改めなければならない行為であるという点においてはどちらも変わり無い。

現場でいろいろなケースを見て驚くことは、客観的には虐待と思われるような行為でも、親が「子どものために良かれ」と思ってしていることが多いということだ。ご飯の食べ方が汚いから殴る……怪我をするほど殴ることでご飯の食べ方が改善するとも思えないが、親は、「子どもが大人になってから恥をかかないように」と必死になりすぎて、冷静に考えられなくなっているのだ。もちろん、そこには、親の保身や自己弁護が入っているに違いないが、子どもが憎くてやっているばかりでもないことだけは事実である。

残念なことに、親が子どものためと思ってした行為すべてが子どもにとって良いとは限らない。どれほど気をつけて子育てをしていたとしても、マルトリートメントの経験が全くない親などいない。

わたし自身も残念ながら何度も経験がある。子どものことを思うあまりに行き過ぎたこともあるし、自分のストレスが子どもに向かってしまったこともある。

たとえば、子どもがまだ小さかったころ、熊本の有名な滝つぼに子どもたちを連れて行ったことがある。子どもたちを大自然に触れさせ、心身ともに大きく成長してほしいと思ったのだ。子どもたちは怖がったが、「もっと強くなりなさい！」と叱咤して半分無理やり跳びこませ、わたしもそれに続いた。しかし、前日に大雨が降って、川が増水し、流れが非常に速くなっていた。その結果、急な流れに押し流され、わたし自身もおぼれそうになった。大人のわたしですら非常に怖かったのだから、子どもにとってはそれこそ忘れられない経験になったようだ。今でも「あの時は死ぬかと思った！」と言われる。

当時は子どものためなどと思っていたのだが、流れの速い滝に子どもを落とすなど、間違いなく虐待である。温度が上がる車に寝ている子を置いていくのと同じぐらい危険な行為である。一歩間違えば、虐待どころか殺人（正確には事故であろうが）であった。今でも思い出すだけでぞっとする。

子育てはたいていの親にとっては初めての経験であり、トライアルアンドエラーを繰り返しながら学んでいくものである。自分や周囲の人間が誤りに気づいて改めていけば、親として成長でき、子どもとの関係も深まっていく。わたしも、滝つぼ事件（と家族の中では言われる）の後、出かける前には気象条件や土地の状況を確認するようになった。もちろん、全員無事だったから言えることではあるが、わたしたち親子はこの事件で少し注意深くなり、親が誠意を示すことによって親子の絆は深まったように思う。

マルトリートメントは誰もが犯す間違いである。虐待とは自分と無関係な問題だと思っていた人も、このマルトリートメントには思い当たる節があるに違いない。多かれ少なかれ、人間は間違いを犯す。親とて例外ではない。しかし、その対応によって、成長のきっかけとなるのか、こころの傷となるのかが大きく変わってくる。しかし、それが不適切であることに気付かなかったり、非を認めないと、過ちが繰り返され、エスカレートしていき、子どものこころに傷が残るような結果となる。

マルトリートメントの解決策はひとつではない。虐待と聞いたときにみんなが考える「虐待親からの隔離」はほとんどの場合、解決策とはならない。子どもの多くはそんな親でも一緒に生活することを選ぶ。だから、悪（虐待をする親）を倒せば正義が勝つ（子どもが守られる）は成り立たない。不幸な子どもを減らすためにしなければならないことは、親を罰することではなく、親子の関係を改善して、子どものこころや身体を傷つける可能性のある行為を正していくことである。そう考えると、マルトリートメントという言葉がより適切であることは明白であろう。

日本でも、この「虐待」という言葉の使用は問題視されている。とはいえ、「不適切な養育」という言葉は語呂が悪いせいか定着せず、かといって代わりとなる言葉が無いというのが現状である。わたし自身、この「マルトリートメント」という考え方に沿って研究や診療を行っているのだが、日本ではまだまだ馴染みが薄く、表現としてわかりにくいので、この本の中ではあえて虐待という言葉を一貫して使用した。

2章＊虐待の種類

通常、児童虐待は、身体的虐待、性的虐待、ネグレクト、精神的虐待の4つに分けられることが多い。

1　身体的虐待（フィジカル・アビュース）

もっとも直接的であり、明確な種類の虐待であろう。「殴る」「蹴る」「物を投げつける」「物でたたく」「やけどを負わせる」「溺れさせる」など、身体に暴行を加えるものである。時には死に至ることもあり、事件に発展しやすい。打撲傷、あざ、骨折、火傷など外傷が残ることが多いので、子どもからの訴えが無くても、外からわかることも多い。しかし、髪を掴む、風呂水の中に溺れさせるなどの外傷が残らない暴行や、服に隠れて見えない部位のみに暴行を加える場合もある。

日本には、昔から体罰という風習がある。親や学校の先生などが、教育を目的として肉体的な苦痛を与える罰を与えることである。わたしが子どもの時代には、廊下に立たされる、長時間正座をさせられるなどはごく一般的な罰であった。特に悪いことをした生徒に対して暴力を振るわれることも珍しくは無かった。良いことと悪いことを身体に叩き込んで覚えさせるのだという理論である。口で言ってもわからないから痛みで教えるということらしい。

体罰は「しつけ」であり、子どもの行いを正すことが目的であり、加害が目的ではない。しかし、度が過ぎることによって身体に怪我を負い、病院に運ばれる事態に陥ることもある。現在は、厳しい体罰などに対しては反対する意見が多く、報告件数も減って来てはいるが、教育的効果があるとして肯定する意見も未だ根強くある。

しかし、考えてみてほしい。個人や年齢にもよるが、大人は、小さな子どもを殺傷するぐらいの能力を持っている。明らかに体格差のある子どもに本気で暴力を振るうという行為は、重篤な怪我をさせたり、命を危険に晒す可能性がある。大人は手加減しているつもりでも、子どもは「もしかしたら殺されるかもしれない」という恐怖を感じ、身体に傷が残らなくても、その恐怖は子どものこころに残っていく。

体罰が身体的虐待に含まれるのかという議論が度々巻き起こる。暴力の度合いの他、思想や文化差などもあり、簡単に結論づけるのは難しい。だが、行き過ぎた体罰によって命を落とす事件が後を絶たないことを考えると、個人的には体罰は失くすべきだと考えている。柔道の指導中に中学生が亡くなった事件はまだ記憶に新しい。高校生でバスケ部の主将が顧問から頻繁に体罰を受けることを苦にして自殺した事件も、大きなニュースになった。

虐待をする人は、多くの場合、自分の行為を合理化するという特徴がある。親のストレスを子どもにぶつけているだけであったり、カッとなって行き過ぎたりなど親にも非があるにもかかわらず、子どもの行為を正すための正当な「しつけ」であると自分にも他人にも言い訳し、本人も半ばそれを信じている。これが合理化である。合理化自体は、多かれ少なかれ誰でも経験があろう。

しかし、大怪我をさせてしまってなお、親は子どもに対する「しつけ」だと言い張ることもある。2010年に宮津市で起きた虐待事件では、母親と内縁の夫が6歳の子どもに対して暴行を加えた上、意識がなくなっても放置して意識不明の重体に陥らせたのだが、その理由は、食事をゆっくり食べるという「家の約束」を守れなかったことだった。

このような事件は極端だと考えるかもしれないが、児童相談所からわたしのところに紹介されて来た、「ひどい体罰」を受けた子どもの親の多くが、それを「しつけ」だと信じているのが現実である。

また、体罰は、厳密には身体的虐待の意味合いだけではなく、精神的虐待の要素も含まれていることは見過ごされがちである。自分より体格の大きな人から暴力を受けるということだけでも恐怖を伴う。怪我を負うほどの強い暴力でなくても、人の前で殴られ、やり返さない（やり返せない）ことは、屈辱的である。多くの人が、体罰を受けた経験を語るとき、「悪いことをしていないのに、殴られたことが〝悔しかった〟」と言う。身体の痛みよりもむしろ、「理不尽に完全な服従を認めさせられたこと」がこころに残っているのであろう。

実際、体罰を受けた経験がある人の脳にはある特徴がある。人格形成に深く関与する前頭前野の容積が少なく、痛みを伝達する神経経路が細くなっていたのである。身体的虐待は、身体だけではなく、こころにも傷を残すことを忘れないでほしい。

2　性的虐待（セクシャル・アビュース）

セクシャル・アビュースと聞くと、強姦のような性行為の強要をイメージする人が多いと思うが、実際の定義はとても広い。性交渉の強要、性器や身体を触るといった接触のある性的虐待だけではなく、性器を見せること、ポルノグラフィを見せること、裸にして写真を撮ることなど、接触の無い性的虐待も含まれる。子どもに親の性行為を見せる、または見る可能性のあるところで性行為をすることも虐待であるとする考えもある。

性的虐待の加害者は、家族を含む身近な大人である場合が多い。実父母や義父母などのほかに、いつも預けられる知り合いの家族、親戚などである。加害者が家族の場合には、被害者には相談する人も逃げ場も無い。また、家族以外の場合でも親が親しい関係にあり、警戒をしていないようなことが多い。虐待がはじまった年齢があまりに低い場合には、本人が性的虐待を受けていることに気づかないこともある。

また、虐待を親に打ち明けても、信じてもらえないこともある。ここでも、自分の信用している人がそんなことをするはずが無い、もししているとしたら今後預ける先が無い、といった親の都合による合理化が事態を悪化させる。本人が好奇の目に晒されるなどの二次被害を心配するのは当然のことながら、大人の都合で周りの目を気にして隠蔽しようすることもある。

性的虐待は、そもそもＤＶやネグレクトなど他の虐待を伴っていることが多い。たとえば、娘が父親に性的虐待を受けているような場合、他の家族、特に母親が気付きそうなものだと誰もが思う。しかし、現実にはまったく気付いていないこともある。母親がほとんど家に居ず、子どもに対しても無関心なために気付かないのだ。気付いていても気付かないふりをしていることも多い。父親から母親へのDVがあるために母親が怖くて何も言えないというケースや、事件が明るみに出て離婚に至ると経済的に困窮するからあえて触れないでおくというようなケースだ。

日本では、欧米諸国に比べると虐待における性的虐待の割合が低い傾向にあると言われる。しかし、発覚しづらいために、正確な数字がつかめていないだけかもしれない。妊娠や性病などがなく、身体的虐待を伴わない限り、性的虐待は何も痕跡を残さない。目立った外傷がなければ、他人が気付くことは少ない上、本人が打ち明けることもあまり無い。性的虐待を受けた子どもには頼れる大人がいなかったり、加害者から口止めされていたりして、誰にも打ち明けられないでいることが多いのだ。周りの人が不審に思って尋ねても、恐怖や羞恥心のために本人が否定すれば、それ以上追求しにくい。だから、性的虐待は、ほかの虐待に比べても明るみに出にくいのである。

性的虐待に限らず性犯罪は全般的に言えることだが、被害者にも非があったと責められたり、「キズモノになった」と侮辱されたりと二次的な被害を受けることも少なくない。あからさまな非難を受けなくても、周りの目を気にした大人の態度によって、被害を受けた子どもは「自分が悪かった」「自分はもはや価値の無い人間なのだ」などと思ってしまうこともある。こうした性質から、被害者が世間体を気にするあまりに虐待自体が浮上しにくいことも大きな問題のひとつである。実際、性病にかかったり妊娠しているにもかかわらず、性的虐待の被害を隠そうとする子どももいる。

性的虐待にはいろいろな種類があり、線引きが難しい部分もある。ポルノグラフィを見せる、自分の裸を見せる、性的な意味合いを帯びた会話をするなどは、意見の分かれるところであろう。お風呂から出た父親が裸でうろうろしているのは性的虐待だろうか？　それともほのぼのしたほほえましい光景だろうか？　性的な描写を含む映画を家族では見るのは不適切だろうか？　思春期の息子の体毛が濃くなったことを指摘するのはどうだろう？　娘の胸のふくらみが小さいとからかうのはどうだろうか？　何歳まで、親子が一緒にお風呂に入っても良いのだろうか？

アメリカでは、親子が一緒にお風呂に入るのは性的虐待だとされる。欧米では他人と一緒にお風呂に入るという習慣が無い。子どもはひとりで入るか、助けが必要なら服を着たままの親が湯桶の外から体を洗ってやる。だから、「わざわざ親子が裸になって一緒にお湯につかる」という行為は理解不能であり、他意があると考えられるようである。そもそも温泉施設などで水着を着用するアメリカ人と、知らない他人同士が裸で一緒にお風呂に入る日本人が「親子でお風呂に入るのは虐待かどうか」を議論するのはナンセンスなのだ。

このように、ひとつひとつの行為が適切かどうかは国や文化、家庭によっても異なり、時代や子どもの年齢と共に変わっていくものでもある。そのため、何が虐待で何が虐待で無いときっちりと区切ることはできない。だからと言って、親の一方的な考えだけで「こんなものは性的虐待には当たらない」と片付けてしまうのは問題である。親としては、「子どもの気持ちや身体を尊重してやること」が必要である。

これまで一緒にお風呂に入っていた娘が、着替えを父親に見られるのを嫌がるようになっても、すぐには受け入れられないかもしれない。思わずからかってしまうこともあろう。しかし、その子どもの成長を無視し続けたとしたら、子どもは「嫌がることを無理強いされた」「身体やこころを軽く扱われた」「自分の発言を信じてもらえなかった」ことによって傷つく。親子の絆にひびが入るかもしれない。性的虐待に関しては、子どもの成長と共に基準はどんどん変わるということをこころ得るべきであるし、ひとりひとりの親が、自分の常識を超えてもう少し広い目で自分の行動を評価する姿勢が必要であろう。

性的虐待というと女児のみを指すと考えがちであるが、男児の被害もある。性的虐待の被害者は6割から7割が女性と言われており、残りの3割か4割の被害者は男性である。実のところ、多くの人が男児を性的虐待の対象とは考えていないため、予防が十分で無い。また、被害を信じてもらえないことも多いため、女児よりもさらに表面化しづらい。

性的虐待の事件は、日本では被害者のプライバシーの問題などにより大きく報道されることは少ないが、2006年の埼玉の施設で起きた保育士による性的虐待事件などは記憶に新しい。10代の入所少年に対して、女性職員が性的行為を強要したというものだ。少年が女性職員との関係を拒むと、蹴るなどの暴行が加えられたという。

近年でもっとも衝撃的な性的虐待の例は、カトリック教会を揺るがした司祭による児童性的虐待をめぐるスキャンダルであろう。アメリカのマスコミの報道が発端ではじまったこの一連の出来事であるが、結局2011年、2012年の2年間で子どもへの性的虐待が原因で教会から解任処分などを受けた聖職者は384人に達した。また、米ニューヨーク・タイムズ紙（電子版）は2003年1月11日、過去60年間で米国カトリック教会の1200人を超える聖職者が4000人以上の子どもに性的虐待を加えたと報じた。このように閉ざされた世界での虐待は、被害者の逃げ場が無く、また被害者自身が虐待であると気付けない場合もあり、非常に深刻である。しかし、そもそも子どもの世界とは狭いものであり、家庭がほぼ全世界であることを考えれば、虐待の構造そのものが、このカトリック教会における大規模な性的虐待と同様の性質を持っているのである。

性的虐待がその後どのような影響を与えるかは、被害者が虐待を受けた年齢、性別、被害者と加害者の関係、被害の期間や回数、そして被害者を取り巻く環境などによって大きく異なる。しかし、程度や種類は違っても、被害を受けた児童に肉体的な苦痛や傷だけではなく、精神的発達に取り返しのつかない傷を与えることだけは確かだ。被害を受けた後、精神的不安定をきたして精神病になって苦しんでいる人が多くいる。性的不能者になるケースもあるが、それとは逆に、性的に早熟で、常軌を逸した行動に走る傾向があるとも言われる。成人になってから自らが虐待者に変身するケースもある。犯罪者のなかには子どものときに性的虐待を受けたという事例が多く報告されている。

3　ネグレクト

ネグレクトとは何か？　虐待とは何かを定義するのはそもそも難しいものだが、ネグレクトと精神的虐待は特に線引きが難しい。

ネグレクトの基本的な概念は、必要な世話をせずに子どもを放置しておくことである。食事をさせない、お風呂に入れない、洋服を替えさせないなど、子どもが成長するための身体的なニーズを満たさないものを身体的ネグレクトと呼ぶ。学校での視力検査で子どもの視力が0・1という日常生活に支障をきたすレベルであるとわかったにもかかわらず、眼鏡を購入してやらないなども身体的ネグレクトである。

ほとんどの人はネグレクトと言うと身体的ネグレクトを思い浮かべるだろうが、それ以外にも、子どもにワクチンを打たない、病気でも病院に連れて行かないなど、必要な医療を受けさせないケースや、子どもが学校に行きたがっているにもかかわらず行かせないなどのケースもある。子どもが泣いていても無視し続ける、スキンシップを全く取らない、子どもの話を聞かないなどは精神的ネグレクトに当たる。

２０１０年に大阪市で起きた、シングルマザーの母親がアパートに食事なしで2人の子どもを置いたままに遊びに出かけて子どもが餓死したという事件の報道を見てこころを痛めた人は多いだろう。しかし、実際問題、このレベルのネグレクトがそうそう発生するわけではない。逆に言うと、このような重篤なものだけがネグレクトではない。

そもそも、親がどの程度子どもの世話を焼くべきかは、宗教、思想、地方、経済状況などによって著しく異なる。例えば、わたしが子どもの頃は、共働きの家庭の子どもたちの多くは、学校が終わるとひとりで留守番をしていた。首から鍵をぶら下げているため「かぎっこ」と呼ばれていた児童は、特に珍しくもなかった。しかし、これがアメリカなら、大変なことになる。アメリカのほとんどの州では、一定の年齢に達しない子ども（年齢は州によっても異なるが、たいていは小学生以下（12歳ぐらい）の子ども）をひとりで留守番させておくとネグレクトとして法律で罰せられる。場合によっては逮捕される。「子どもが寝てしまったから車に置いたまままちょっと買い物を……」や「ショッピングセンターの子どもコーナーで子どもが遊んでいる間にあれを買ってしまおう……」も、同様にネグレクトとされる。子どもたちだけで勝手に公園で遊んでいるといった光景が見られることは無い。子どもたちが公園で遊ぶ間も親が見守っている。一定年齢以下の子どもが友達の家に遊びに行く時は、きちんと親が家まで送っていって、相手の親に引き渡さなければならない。

余談ではあるが、ハワイでの旅行中、ホテルなどで寝てしまった子どもを部屋に置いてちょっと散歩……して帰ってきたら警察が待っていた……という事例もあるそうなので、子ども連れでアメリカ旅行する時には十分に注意してほしい。

幼児や乳児に関しては、車に赤ちゃんを置いたまま親がパチンコに夢中になり、赤ちゃんが熱中症で死んでしまうといった事故が頻繁に起こり、日本でも問題視されるようになってきた。しかし、子どもを何歳から一人で行動させるか、親がどこまで監視すべきかは、まだまだ議論の余地がある。日本では、学校から帰ってきた子どもたちが家の玄関にランドセルを放り出して、友達と一緒に公園に駆けていく姿は現在でも日常的である。近くのスーパーまで園児をお使いに出すことも珍しいことではない。とはいえ、公園で遊ぶ低学年の子どもには大人が付き添うべきという考えの親も増えてきているという。このあたりは、地域の治安や地形の問題（周りに人の目があるか無いか、危険な場所があるか無いかなど）もあるだろう。

何をネグレクトとするかというのはとても難しい。わたし自身も自分の子育て中には頭を悩ませた問題であった。

子どもが友だちと公園で遊びたいと言う。他の子どもたちの親は了解しているという。しかし、子どもはまだ小学校の低学年。みんなとはぐれて一人になってしまうことはないだろうか？　勝手に公園を出て行って車にはねられたりはしないだろうか？　かといって、ひとりだけ親がついていったら、子どもが他のお友だちに嫌われないだろうか？　子どもを自立させ、強い子にしたいという思いと、何か問題が起こってからでは遅いという思いの間でずいぶんと悩んだものだ。

ここで正解を出すことはできないが、少なくとも親が子どもの安全や環境に気を配り守ってやろうという気持ちこそがもっとも重要だと思う。一気に目を離してしまうのではなく、子どもの成長と周りの状況をよく観察して、よく考える。たまに間違いがあったとしても、親のその気持ちこそが子どもの安全基地なのだと、わたしは今では思っている。

もっともわかりにくく、深刻なものが精神的ネグレクトである。赤ちゃんが泣いていてもゲームに夢中になってほったらかし。子どもが学校から帰ってきても、携帯から顔も上げない。

子どもの話をいつも一生懸命聞いているという親はどれぐらいいるだろうか？　子どもが学校の出来事を一生懸命に話しているのに、生返事。忙しいから後でね…と言う割に、長々と同居のお姑さんの悪口を話し続ける。どきっとする人も多いのではないだろうか？　度が過ぎれば立派なネグレクトである。

近年では働く母親も増えてきた。仕事が終わると子どもたちを保育園や児童クラブに迎えに行き、家に帰ると急いでご飯の支度をする。子どもたちがご飯を食べている間に掃除や洗濯を済ませ、子どもたちがお風呂に入れれば食器洗いを始める。子どもたちが寝に行ったら明日の準備。自分自身がゆっくりご飯を食べている時間も無いほど忙しいお母さんもたくさんいる。

家の中でも外でも家族のためにがんばっているお母さんの姿は素晴らしい。子どもはお母さんやお父さんの働く姿を見て、大人への尊敬や自立を学んでいく。しかし、それでも、ほとんど向き合って話すこともなく、肌と肌が触れ合うことも無いという状態は、やはり子どもにとってよい環境とはいえない。子どもには、親に甘える時間が必ず必要なのである。

母親が働くことや保育園に預けることが問題だとは思っていない。わたしも、子どもが生まれてからもずっと働いてきた。昼間保育園に預けるだけでなく、夜勤のときには自分の親や友だちにまで子どもを預けていた。そして、わたし自身ずっと、子どもにさびしい思いをさせていないだろうか、これはネグレクトではないだろうか、と自分に問いかけ続けてきた。今でもそれがよかったのかどうか、回答はどこにもない。しかし、娘から、「さびしいと思ったことが無いといえばうそになる。でも、いつでもお母さんがわたしのことを愛してくれているということだけはわかったし、何でも相談できたから、それほどつらくはなかった。それに、働く母の姿を見て誇りに感じていたことも事実。だからわたしもお母さんと同じ道（娘も医療関係の道に進んでいる）を歩むことを決めたのだと思う。」と聞いて、少し安心した。そのことだけは今働くお母さんたちに伝えたいと思う。

ただ、ありきたりな意見ではあるが、時間は短くとも子どもたちと向き合い、スキンシップする余裕は持つべきである。常にべったりいる必要は無いが、子どもが「親は自分のことを何よりも大切に思っている」ことを実感できる時間だけは持ってほしい。先ほども書いた、親が子どものことを気にかけるという事実こそが、子どもの安全基地である。あとはそれを子どもに伝える努力をしてほしい。親に愛されている自信さえあれば、子どもは立派にこころの成長を遂げていく。これは、母親だけではなく、父親や祖父母などでもまったく同じことである。乱暴な言い方をすれば、同じ場所や時間を共有していたとしても、子どもと向き合うことをせずに自分の欲望のみを優先しているならば、それはネグレクトである。

4　精神的虐待（バーバル・アビュースなど）

日本経済新聞によると、2013年の上半期、児童相談所に通告された5670人の被害児童のうち、心理的な虐待を受けたとしているものが半数を越える56％に上ると、警察庁のまとめでわかった。

心理的に外傷を与え、こころを侵害するような行為を精神的虐待という。「馬鹿だ」「クズだ」などと繰り返し中傷すること、脅すこと、ののしることなど言葉による虐待に加えて、軽くあしらう、無視する、差別する、などがこれにあたる。

「お前など生まれてこなかったらよかったのに。」「あんたを妊娠しなかったら結婚なんかしていなかった。」「お前は本当に何をやらしてもダメだ。」というような言葉は、子どもの存在自体を否定する。

自分の配偶者――つまりは子どもの父親や母親――をひどく中傷することも、子どもの自信を奪うものである。お姑さんやお舅さんとの関係も同様である。お姑さんやお舅さんは、子どもにとっては血のつながったおじいちゃんおばあちゃんである。そして、何よりもつらいのは、お姑さんやお舅さんからお嫁さん（お婿さん）――子どもにとっての母親（父親）――の悪口を聞かされるというパターンだ。子どもは大好きなおばあちゃんと大好きなお母さんに挟まれて悲しい思いをするだけではなく、自分の中にその血が流れることを悲観し、自分まで否定されたような気になる。

兄弟を比較しすぎるようなことでも子どもは傷つく。たとえば、兄の大学の偏差値を引き合いに出して、弟の成績を馬鹿にする。親戚の前で妹のことばかり褒めて、姉のことには一切触れない。これも精神的虐待である。

そんなことを言ったら、子どもを叱れなくなるではないか、と考える人もいるかもしれない。精神的虐待としつけとの区別は、常に議論の対象だ。

簡単に言うと、子どもの行動を正し、子どもが生きていく上で必要なスキルやマナーを身につけさせることがしつけである。人に向かって物を投げつけたとしたら、「人が怪我するから物を投げてはいけない」と教えることがしつけであり、「物を投げるお前は乱暴だ。」「だからお前はダメなのだ。」と人格を否定することはしつけではない。正すべきは、子どもの行動であって、人格ではない。人格を否定し続けても、「人に物を投げてはいけない」ことを学ぶことは決してない。「親を怒らせることをしてはならない。自分はダメな人間である。」と学ぶだけである。結果として、親が見ていないところでは物を投げても良い、親が見ているところではできるだけおとなしくしている方が良い、と悪い行為を隠すスキルを身につけるか、どちらにしても自分はだめな人間である、と自己肯定感を低下させるだけである。

子どもに物を教えるとき、親が必死になりすぎて子どものこころを傷つけることにも注意を払うべきである。これは、わたし自身の子育てでの反省点でもある。

この本を執筆中、娘から「人前で何度も暗算の練習をさせられて、うまくできないことを笑われたのがとても嫌だった。」と言われた。成人した今でもいやな思い出としてこころに残っているほど傷ついたのだそうだ。そういえば、娘が小さい頃、苦手な暗算をどうにか克服させてやろうとがんばっていた時期がある。おそらく、人前にもかかわらず、暗算の練習をさせ、愚痴混じり、謙遜混じりに、「困ったことにねぇ」と、他人に苦笑いしてみせたのだと思う。

娘には申し訳ないが、正直なところわたしは、「暗算が苦手なのを克服させようと必死だった」ことしか覚えていない。当時は、プレッシャーに強い子にしたいというのがわたしの育児方針の一つであった。今客観的になると、それをしつけだと思っていたのかとぞっとする。暗算は大切なスキルの一つである。そして、大勢の前でもあがらずに実力が発揮できる人は大人になってからも成功しやすい。しかし、それは、人間にとってもっとも大切なことなどでは無いし、子どものプライドを傷つけてまで覚えさせるべきものではないと、今ならわかる。

もちろん、親には教育の義務があり、子どもの将来を考えると必死になるのも当然のことである。親の期待が子どものがんばりの原動力となる。ただ、自分が子どもに教えている姿をちょっと引いて客観的に見る機会を作ってほしい。子どもには伸びる時期と伸びない時期がある。できない時期に親が必要以上に必死になると、自分はだめなのだと悲観してしまうだけである。むしろ、そのことが嫌いになってしまうかもしれない。もともと子どもには向いていないのかもしれないし、少し待ってみれば勝手に伸びていくかもしれない。別のやり方だとあっさりクリアできるのかもしれない。それは誰にもわからないが、少し長いスパンでこころに余裕を持って子どもを見てほしい。親だけが空回りして、子どもにきつく当たってはいないだろうか？　少なくとも、その時に必死になりすぎた親の暴言が子どものこころに傷をつけ、その後の伸び代を縮めてしまうようなことは避けてほしいものである。

子どもにとって親の評価は絶対である。大きくなるにつれて、「親も間違うこともある。親の評価なんて無数にある評価のうちの一つ」と認識することができるが、小さいうちは、親に否定されることは全世界に否定されることと同等であるという自覚を持つべきである。

とはいえ、子どもにまったくしつけをしないのもネグレクトである。子どもに今後生きていくためのスキルを身につけさせ、社会に迷惑な言動を修正するのは、親としての義務である。それが適切にできないと社会に迷惑がかかるだけでなく、結果的に子ども自身が困ることになる。修正すべき言動とはどこまでを指すのかというのもまた議論の対象となるが、少なくとも、社会や他人に危害をもたらすことや子ども本人の命に関わるような行動は修正すべきであろう。

精神的虐待を受けても外傷は残らない。死に至ることもない。本当にそうだろうか？　確かに、直接的な意味で死に至ることはない。事件になることもほとんどないだろう。やせ細った身体に、無数の青あざ……というような悲惨な姿はそこにない。しかし、実のところ、こころには大きな大きな傷が残る。子どもに必要以上の恐怖や不安を与えることが繰り返されると、うつ状態に陥ったり、強い攻撃性を示すようになったり、感情を失ったり、ひどくなると日常生活に支障をきたすこともある。

そうした影響はじわじわと現れる。拒食症や自傷などで間接的に身体が傷つき、健康を失うこともある。自殺に至ることや、犯罪に走ることもある。こころの傷の影響は、思いもしないところに出てくる。忘れた頃にひょっこりと出てきて苦しめられることもある。精神的虐待は、死に至らない虐待などではない。真綿で首を絞めるように、長い時間をかけてじわじわと被害者を苦しめる、もっとも残虐な虐待なのである。

5　DV（ドメスティック・バイオレンス）の目撃

精神的虐待は、言葉を使った虐待が中心になるため、バーバル・アビュース（言葉による脅かし、暴言による子どもへの虐待）と呼ばれることもある。しかし、近年では、直接的な言葉だけではなく、DV（ドメスティック・バイオレンス）を目撃させる行為も子どもたちに心理的な影響があるとして、精神的虐待に含まれると定義されるようになった。

DVとは、家庭内暴力の略で、特に配偶者や恋人間の身体的、精神的暴力のことである。虐待と同様、この暴力には、暴言などの精神的なもの、性的なもの、生活費を渡さないなどの経済的なもの、行動を制限するなどの社会的なものも含まれる。

内閣府の調査では、婦人相談所など全国208ヶ所の配偶者暴力相談支援センターに寄せられた配偶者による暴力の相談件数は、平成22年度で約7万7000件だった。

わが国では、20歳以上の既婚女性のうち、「身体的暴力」「精神的な嫌がらせや脅迫」「性的行為の強要」といった配偶者（夫）からの暴力を受けたことがある女性は3割にも上ることが、平成20年度の内閣府調査で明らかになった。これは、無作為に抽出した全国の20歳以上の男女5千人を対象に実施し、男性1454人、女性1675人から回答を得たアンケートの結果である。

このアンケートでは、DV経験があると答えた女性のうち約10％が「命の危険を感じたことがある」、30％が「怪我をした、または精神的な不調をきたした」と答えたという。さらに、10％以上のケースでは、継続的にDVが行われていた。

DVとはその名のとおり、家庭という密室の中で行われる暴力である。もっとも多いのは夫が妻に暴力を振るうケースだ。暴力が日常化すると、被害者は自分が悪いのだと信じ、無力感に陥って、逃げ出すこともできない状況に追い詰められていく。しかし、DVを行う夫（妻やその他の家族の場合もある）は、それ以外のときに優しい行動を取ったり、外面がよかったりする場合も多く、周りからなかなか理解されない。そのため、「自分さえ我慢すれば……」そんな思いで我慢してしまう女性（男性ももちろんであるが）が多いようである。「自分にはひどい夫だけれど、子どもにはよい父親だから……」というのも、被害女性からよく聞く言葉だ。

しかし、それは大きな間違いである。たとえ直接子どもが暴力や暴言の被害に遭っていなくても、目の前で見せられる、聞かされる子どもたちも被害者なのである。いくら子ども自身にはやさしくとも、子どもの気持ちを無視した行為をする父親は、良い父親では決してない。

子どもが直接の被害者ではないため問題視されにくいのだが、子どもは大変なストレスを背負うことになる。子どもの目の前で起こっていなくても、家庭内での出来事に子どもは敏感に気づいていることが多い。多くの子どもは、自分が家族を守れなかったことに罪悪感を持つという。また、むしろ自分だけが被害に遭わなかったことに罪悪感を持ち、加害者側であるかのように思い込んでトラウマを持つケースもある。

２００４年に児童虐待防止法が改正され、「DVを目撃させることも心理的虐待に当たる」と認識されるようになった。親のDVを目撃してきた子どもは、成人後DVの加害者や被害者になったり、自分の子どもに対して虐待をしたりする傾向があると指摘されている。アメリカでの調査では、DVの加害者の多くがDVのある家庭に育ったという統計がある。DVの家庭で育ったからといってDVの加害者になるというわけではないのだが、こうした負の連鎖もDVの目撃の悲劇のひとつである。

6　子ども医療虐待（メディカル・チャイルド・アビュース：MCA）

MCAは、「養育者の意図により、子どもに対して、不必要で有害もしくは有害になりえる医療的ケアがされている状態」と定義される。これは、少し前までで代理ミュンヒハウゼン症候群と呼ばれていたものである。ミュンヒハウゼン症候群とは、周囲の同情や関心を引くために、自ら病気を装ったり、自分の身体に傷をつけたりする行為だが、その対象を自分以外とするものが代理ミュンヒハウゼン症候群である。その対象は自分の子どもであることが多く、結果的には児童虐待と同様のことが行われる。違いは、その治療のために不必要な医療を受けることによって身体や精神にさらなるダメージを与えるという点である。しかし、その言葉は、「同情を引くために医療を利用して自分以外の人を傷つける」という非常にわかりにくく回りくどいものであったため、近年、子ども医療虐待（MCA）という直接的な定義にしようという動きがある。しかし、まだまだ一般には浸透していないのが実情だ。MCAも、虐待経験者はその後長期にわたって精神的な影響を残すという点においては他の虐待と同様である。

MCAにも軽度のものから重度のものまであり、内容も様々である。必要もないのにドクターショッピング（いろいろな病院を受診して回る）を繰り返すだけのものから、痛みを伴う検査を種々受けさせるもの、不要な手術を受けさせるものまである。中には臓器移植や臓器摘出、人口肛門の装着などといった悲惨なケースも報告されている。

わたしもこれまでにその症例に遭遇したことがある。

「毎晩頭痛を訴える、不眠があり夜中に起きて泣き騒ぐ」と、母親が子どもを病院に連れてきた。しかし、血液検査や脳MRI画像など様々な検査をしても、何も異常が見つからない。最終的には、児童相談所が介入し、その子を施設に引き取って経過をみたところ、母親の虚言であることがわかった。

また別の事例では、「昼間に失禁したりパニックを起こして暴れる。自閉症ではないか。」と病院に母親が子どもを連れて相談にきた。子どもは母の前ではほとんどしゃべらなかったので、その時は母親の話を信じかけたのだが、学校と連携を取って確認したところ、知能も正常で、母親の訴えるような症状や問題行動はまったく無いことがわかった。つまり、これも母親の虚言であった。

わたしたち医療関係者が診断をする際には、状況証拠に多くを頼っている。例えば、咳が出ているという症状があったとして、それが風邪なのか、アレルギーなのか、結核なのか、そのほかの病気なのかを判断するには、まず可能性を探らなければならない。まず、喉の痛みなどのその他の症状や、咳の種類や、血液検査の結果、レントゲン写真などを確認する。そして、どれぐらい続いているのか、その前に外国や特殊な環境の場所に行かなかったか、普段とは違うものを食べていないか、といった状況を調べることによって、無数の可能性から候補を絞り込んでいく。自分で症状がうまく伝えられない小さな子どもを診断する時には、環境や状況に多くを頼らざるを得ない。その情報のほとんどは、親によって提供されるのだ。医師は、まさか親が虚偽の報告をしているとは思わないし、ましてや親がわざと病気の原因を作っているとは思わないので、その報告を元に診察してしまう。

このケースで最も有名なのは、アメリカで起きた事件である。8歳の少女が、難病と闘っているとしてメディアにも登場し、多くの同情を集めていた。しかし、実は、母親が少女に毒物を飲ませ、点滴チューブに異物を混入していたのであった。彼女は何度も「不必要に」手術を受けさせられていたと言う。母親はその後逮捕されたが、おそらく彼女は今でも手術の後遺症だけでなく、母親が世間の同情や関心を引くための「道具」にされたというこころの傷と戦っているであろう。

MCAを行う母親（もちろん加害者は母親ばかりではないのだが、MCAの加害者は一般的に女性が多いことが知られている）は、たいていの場合献身的な母親を演じる。家族や友達などの関心を引き、賞賛や同情を集めたいからだ。当然、不自然さを感じる場合もあるが、巧みに計画されていることが多く、残念ながら医療者がこの母親の虚偽に気付く可能性はあまり高くない。ほとんどの母親が自分の子どもの健康を願う中、母親が自ら我が子に害をなすことをした上に医者に嘘をついているなどとは、ハナから疑いもしないのだ。その結果、医療者は知らない間に児童虐待に加担させられてしまう。不必要な注射や手術、発達障害の診断などによって、子どものこころや身体を傷つけてしまうのだ。医療者は、無理やり共犯者に巻き込まれたことに罪悪感、被害者意識を抱き、怒りや悲しみを覚える。医療者は、間違った情報提供の上で正しい処置をしているのであり、責任はないが、知識を得て予防することは重要であろう。

MCAは非常に発覚しにくいため、一般にあまり認知されておらず、症例自体が少ない。しかし、実際にはもっと多くの症例があるのではないかとも考えられている。予防のためには、まず、医療者自身が過剰な医療を最小限にする努力をしなければならない。経営や医療ミスへの懸念から手厚すぎる医療を施す傾向があるように思うが、そのような圧力がこのＭＣＡを後押ししているのは不幸な事実である。

医療者は、また、このような事例があることを頭に置き、保護者の言動にセンシティブになる必要があろう。実際のところ、そうした症例では、医療者の経験上からの状態と保護者の説明が大きく違う、などの不自然さが見受けられる場合が多い。たとえば、子どもの状態はそれほどぐったりしておらず良好に見えるのに、24時間嘔吐し続けたと保護者は主張し、さらにすぐに治療が必要であることを執拗に訴えるなどである。また、そういった保護者は治療が終了することに抵抗を示すことも特徴的であるということだ。

さらには、医療機関同士の連携も不可欠である。そのようなケースが発覚したら、迅速に近隣他施設に知らせること、また可能性を感じたら、経験のある医療者に相談することなど、子どもを守る体制作りはますます重要になろう。

近年、ＳＮＳなどにわが子の苦しむ姿を掲載する親を見るようになった。わざと子どもを病気にしている親はごく一部に過ぎないかもしれないが、子どもを使って注目を浴びようとする危険な兆候ではないかと心配してしまうのは、医者の職業病だろうか。

3章＊虐待の歴史と現状

児童虐待は、日本ではまだ取り上げられて間もない。ようやく社会問題として深刻に考えられるようになり、それに伴って法や制度も整えられてきた。虐待大国とも揶揄されるアメリカでは、虐待の数も多いが、それだけに対策にもかなり力が入れられている。日本は、虐待の数が年々増えていく一方であるにもかかわらず、まだまだ対応が進んでいないというのが現状である。

1　アメリカにおける虐待の現状

アメリカでは、虐待による子どもの被害者や死亡者が年々増加し、深刻な問題となっている。米保健福祉省の統計によると、人口3億1000万人のアメリカで、2008（平成20）年度、330万件600万人の虐待通報があった。10秒に1件のペースで通報があることになる。そのうち206万件が各州の児童保護局などで調査・評価され、虐待とされたのが77万2000件であった。同年度のわが国の対応件数は4万2000件であり、人口比を勘案しても7・5倍に上る。それでも、報告されていない例も数多くあると見られている。たとえば、乳児突然死症候群（ＳＩＤＳ）のような症例はさまざまな要因で起こると考えられているが、中には母親のネグレクトが原因である場合もあり、詳細な調査をされないままに事故死としてカウントされるケースも少なからずあるそうだ。２００９年の虐待による児童の死亡者数は１４００人とされているが、実際の虐待件数は３倍近くになるだろうとの推測もある。

2　アメリカにおける虐待対応の歴史

アメリカでの児童虐待防止への取り組みは、１８７４年ニューヨーク市において養母から虐待を受けていた少女メアリー・エレンを発見し、救済したことに始まったと言われている。

メアリー・エレンは、父親がメアリーの誕生後すぐに亡くなり、母親は経済的に養育できない状態であったため、施設に預けられた。２歳のときに施設から引き取られたのだが、養母のコノリー婦人は、メアリー・エレンを鞭で叩き、働かせ、衣服をまともに与えず、風呂にも入れなかった。それだけではなく、クローゼットに閉じ込めて、夜に庭に出る以外はほとんど外出もさせなかったという。この一家の大家の女性がメアリー・エレンの悲惨な状況に気づき、協力を得てメアリーをこの家から助けようとしたのだが、なかなか助けることができなかった。この時代、子どもは親の所有物と見なされており、児童虐待から子どもを守る制度がまだ整備されていなかったためである。警察は暴行の証拠が無ければ動けない。慈善団体は法に従って子どもを預かるが、悲惨な状況の児童を救い出して施設に受け入れるというように自ら行動を起こすことは許されていなかった。つまり、当時のアメリカには、家庭に介入し、子どもを助けるための法律は無かったのである。

　結局、メアリー・エレンを助けるために尽力してくれたのは、動物虐待防止協会の会長であった。子どもも動物と同様の権利を有するとして、動物愛護の法律によって警察に訴えかけたのであった。裁判の結果、養母のコノリー婦人は傷害容疑で逮捕された。

　アメリカで子どもの虐待が社会的関心を集めるきっかけとなったのがこの事件だといわれている。社会問題として取り上げられるようになったのは、1962年、小児科医師のヘンリー・ケンプが全米小児科学会において「親によって子どもに行われる身体的虐待は、特殊な家庭での出来事ではなく、一般家庭でも日常的に行われている」との調査報告をしてからであった。その頃から社会的関心が急速に高まり、1974年に児童虐待防止法ができた。

　アメリカでは、児童虐待の数も多く、問題が深刻であるということもあり、公的機関が積極的に家庭に介入している。実際の対策は州によって異なるが、児童虐待を目撃したものや情報を得たものは警察や児童保護局にただちに報告することが、多くの州で義務付けられ、義務を怠ると一定の罰則が科される。また、児童性的虐待の犯罪者に対しては懲役刑が科せられ、出獄後も行動が厳しく監視される。このような厳しい処置が必要な背景には、アメリカの児童虐待はアルコール依存や薬物乱用などの問題もからんで深刻であること、この手の犯罪が多くの場合習慣的に繰り返されること、そしてなにより日本と異なり、桁外れに虐待の件数が多いということがある。しかし、児童虐待が増加の一途をたどり、社会問題となっている今、このような積極的な取り組みは日本でも見習うべきところがあろう。

3　日本における虐待の現状

一方、日本における児童相談所の相談処理件数は、１９９８年（平成10年）までは年間７０００件程度であったが、２０１３年（平成25年）には10倍以上の7万３７６５件にまで膨れ上がった。そして、先頃発表された２０１６年（平成28年）のデータでは、さらに増加して12万２５７８件となった。心理的虐待の通報が増えたこと、ＤＶの目撃の警察への通告が増えたことのほか、児童相談所全国共通ダイヤルの広報やマスコミ報道への意識が高まり、通告が増加していることなどが背景にあるという。

児童虐待が注目されるひとつのきっかけとなったのが、２００４年の大阪府岸和田市の児童虐待事件である。

当時中学3年生の少年が父親と継母から1年半にわたり暴行や絶食などの虐待を受け、衰弱死寸前になったところで保護されたという事件だ。

少年は、事件の約1年半前に祖父母の元から父親とその妻に引き取られた。引き取られてからの1年半の間に体重が約半分の24キロまで減少し、骨と皮だけの状態で部屋に軟禁されていた。保護された直後は意識不明の状態が続いていたという。弟も同時に虐待を受けていたが、実母のもとに逃げて難を逃れた。

父親と継母は殺人未遂容疑で逮捕された。兄弟は学校に行っておらず、学校は一応児童相談所にも相談していたが、それ以上誰も積極的に助けはしなかった。学校の担任は、一度心配して母親に声をかけたのだが、反対に「虐待の疑いをかけられた」と抗議を受け、そのまま引き下がってしまったという。児童相談所も学校から相談を受けたものの、親に簡単な聞き取りをして終わりだった。立ち入り調査は児童福祉法に明記されていたが、ほとんど実施されていないのが実態であった。このニュースがひとつのきっかけとなって、ようやく児童福祉法の改正へと動き出した。

虐待相談件数の増加は、虐待が社会問題として認知された結果の産物であるとの考え方もある。実際の数が増えているのではなく、これまで見過ごされていた、または明るみに出なかった虐待が認知されるようになったに過ぎない、という考え方だ。実際、虐待を受けている子どもが、自分が被害者であることに気付いていないケースは多い。子どもにとっては自分の家庭がすべてであり、ほかと比べることが難しいために、その状態が当たり前だと思ってしまうからだ。だから、虐待のニュースを見て初めて、自分の置かれている状況が虐待であると気づく子も少なくない。子どもの泣き声や服装や行動を不審に思っていた隣人が、虐待のニュースを見てようやく通報を決意することもある。確かに児童虐待が社会問題として認知されたことは、解決のための大きな一歩であることは間違いない。

では、実際のところ増加しているのか、変化していないのか、減少しているのか。これらの統計だけでは窺い知ることはできないが、わたしの実感としては、虐待を含めた不適切養育そのものが増えていると思う。実際のところ、本当に数が増えているのか減っているのかは、虐待被害者のこころを救う仕事をしている立場からすれば、どうでもよいことだ。重要なのは、虐待から助けを求めている人の数が増加し続けているという事実である。虐待による愛着障害を抱えた子どもたちを診療しているわたしのもとには、続々と治療を希望される方からの問い合わせがくる。少しでも多くの人を助けてあげたいとは思うが、希望者すべてを受け入れることはできていないというのが現状である。虐待による被害を訴え、助けを求めている人が増えているのに対して、サポートの体制がまだまだ追いついていないのだ。おそらくは、まだ顕在化していない児童虐待もあり、実際の数はさらに多いであろう。

2012年、日本で初めて子ども虐待によって生じる社会的な経費や損失が試算された。花園大学の和田一郎がまとめたもので、少なくとも年間1兆6千億円に上るという。これには、虐待に対応する児童相談所や市町村の費用、保護された子どものための児童養護施設などの直接費用と、虐待の影響が長期的にもたらす生産性の低下などの間接費用が含まれる。間接費用としては、自殺による損失や、精神疾患にかかる医療費、学力低下による賃金への影響、生活保護受給費、反社会的な行為による社会の負担などが挙げられている。

虐待は、他人事ではない。もはや、子ども個人がかわいそうだとか、親が許せないとかといった感情問題だけでは済まされない。国家の未来を揺るがしかねない問題であることを浮き彫りにした数字である。国がお金をかけて防止に取り組む価値のある問題であることがよくわかるだろう。

4　日本における虐待対応の歴史

日本における児童虐待に関する法律は、戦後制定された「児童福祉法」の中で、虐待の通報や保護などに関する記述があったが、適切に運用はされていなかった。そのため、児童虐待への社会的関心が1990年代に高まってきたことを受け、2000年に「児童虐待の防止等に関する法律」(児童虐待防止法)が制定され、児童虐待がどのようなものかが具体的に定義された。その中では、18歳に満たない児童に対し、保護者が行う以下の行為が「児童虐待」と定義されている。

1　身体への暴行
2　児童へのわいせつ行為と、わいせつ行為をさせること
3　心身の正常な発達を妨げる減食・長時間の放置
4　保護者以外の同居人による前記の行為と、その行為を保護者が放置すること
5　著しい暴言・拒絶的対応・著しい心理的外傷を与える言動を行うこと

２００４年10月に児童虐待防止法が改正され、児童虐待保護義務の対象が虐待を受けた児童だけではなく、虐待を受けたと思われる児童や、虐待を受けたと認める児童にまで拡大した。また、保護者以外の人による虐待行為も対象とし、児童にドメスティック・バイオレンス（ＤＶ）を目撃させるなど、児童への被害が間接的なものについても児童虐待に含まれるものとした。立ち入り調査なども強化され、虐待防止がより現実的に実行可能なものへと改正された。

しかし、虐待による悲しい事件は今も後をたたない。児童虐待防止法が改正されて10年以上が経った今も、しばしば虐待による事件のニュースが流れる。そのたびに、なぜ未然に防げなかったのかと議論になるが、いまだに根本的な解決策はない。虐待は家庭という密室で行われるために明るみに出にくいのがそもそもの特徴であるが、核家族化が進む中、特に未就学児までの子どもが他人と関わる機会はどんどん少なくなっている。個人主義が進み、他人のプライバシーに首を突っ込むことは良くないことであるとされ

るようになってきたためか、幼児が泣き叫ぶ声を聞いても、不自然に近所を徘徊する子どもを見ても、児童相談所に連絡する人は少ない。

さらに、虐待のレッテルを他人に貼ってしまうことに躊躇するむきもある。確かに、反抗期の子どもや手のかかる子どもを育てるのに必死になっている親を通報することは、親をさらに追い詰める可能性があることは否めない。

しかし、本来、児童相談所から問い合わせを受けることが「罪」であるような風潮こそが、虐待の防止を妨げているのではなかろうか。児童相談所とは、親が不適切であることを指摘し、罰するためのところではない。親子の関係を適切にするためのサポートをすることで、子どもの幸せを守ることが仕事である。

虐待の疑いで通報されたとしよう。もしその通報が誤解だとすれば、虐待の嫌疑をかけられたと嘆くよりも、周囲も自分の子どもを見てくれているということに安心感を持つべきだ。そして、もしその通報がまったくの誤解ではなかったとしたら、自分の行為が客観的には不適切な行為なのだと知るよい機会を得たことに感謝すべきである。

たいていの親は、何かしら不適切な関わり方をしているものである。

子育てとは、未完成の船で航海するようなものだと常々感じている。船にはいつもちょっとした水漏れがある。その水漏れをあわてて修理する。それでもまた別のところから水が漏れる。水漏れは親が原因であるときもあるし、子が原因のときもあるし、それ以外の人や、まったく予想もしない偶然や環境や天災によって起こることもあろう。何が原因であろうとも、それをあわてて修理するしかない。すぐに修理できることもあれば、失敗して穴を広げてしまうこともある。時間がかかることもある。とにもかくにも、必死になって船が沈んでしまわないようにがんばり続けるのが子育てだ。良い親というのは、おそらく、水漏れしない船を作る親ではなく、常に気を配って水漏れを見つけ、修理の努力をする親だ。

むしろ、自分の子育てが完璧だと思っている親の方が問題だ。あまりに悲観的になってストレスをためるのもよくないが、自分の行為を客観的に見ることが無いと、行き過ぎた行為に気付かない。

水漏れに気付く能力がもともと高い親もいれば、残念ながらやはり気付きにくい親もいる。わたしが診察する虐待を受けた子どもたちに関していえば、ひどい虐待の影響で子どもの精神状態が非常に不安定になっているにもかかわらず、自分の行為が正しく、子どものためになっていると信じきっている親が多い。親自身が虐待を受けて育ったために、自らの行為が「当たり前」になってしまっているケース。実際には行為が正しくないとわかっているけれども、「子どものため」と合理化し、自己催眠のような状態で自分は悪くないと思い込んでいるケース。結果を出すことに必死になりすぎ、夢中になりすぎて、周りが見えずに突っ走ってしまっているケース。いろんなケースがあるが、水漏れに気付いていない（または気付かないふりをしている）のが、虐待をしている親の一つの特徴でもある。

児童相談所に通報されるのは、「あなたの船に穴が開いていますよ」と教えられるようなものである。教えられて気持ちの良いものではなかろう。しかし、穴はそこに確実に存在するのだ。気付かないふりをしているうちにふさがっていくような穴だけではない。どんどん被害が拡大して、いつか船自体が沈没してしまうかもしれない。ほうっておけばいずれ沈没するのなら、教えてくれたことに感謝すべきだ。自分たちだけでは解決できない問題を、第三者の力を借りて解決の糸口を探る良い機会である。子どものこころの傷を最小限にとどめる良い機会を存分に生かしてほしい。子育てに間違いはつきものである。大切なのは、その後どう対処するかなのである。

児童相談所の介入は、死に至る病の宣告ではない。健康診断における再検査の通知のようなものである。そのような意識が社会全体に広がることが、虐待のエスカレートを防ぐ第一歩であると思う。

4章＊愛着障害

小さいときに虐待やネグレクトなどを受けることによって正しい愛着関係が結べないと、その後適切な人間関係を結べなくなる愛着障害を発症することがある。愛着障害とは、乳幼児期に長期にわたって虐待を受けたり、両親の死やその他の要因で養育者と安定した愛着関係を結ぶことができなくなることで引き起こされる障害の総称である。医療の現場ではＤＳＭ－５（精神障害の診断と統計マニュアルの最新版）などで示す「反応性愛着障害」と「脱抑制型対人交流障害」という障害名を用いるが、一般的にはそれよりも広い範囲を示し、愛着の不足によって引き起こされる様々な困った症状をすべて指し示すことが多い。

1　愛着理論

愛着とは、保護者と子どもの結びつき（きずな）のことである。この「愛着は人間の赤子が生き延びるために必要不可欠なものである」という「愛着理論」を確立したのは、イギリスの精神科医のジョン・ボウルビーと、アメリカの発達心理学者のメアリー・エインズワースだ。

ボウルビーは、元々施設で働いている時に、そこにいる両親と安定した関係を築けていない子どもたちが、他者に対して打ち解けずに無口であったり、過度に馴れ馴れしくまとわりついたりする傾向があることに気づいたことから研究をはじめた。

人間の子どもが生き延びるためには、「安全」と「探索」という2つの相反することが必要である、というのが彼の理論である。子どもが生き残る確率を上げるためには、危険を避け、安全なところにとどまらなければならない。しかし、大人になってから必要なスキルや知識を取得するためには、危険を冒して探索し、遊ばなければならない。その相反する2つの条件を満たすためには、安全な時にはよく遊び、危険になったら避難し安全確保を優先することが必要となる。そこで「安全基地（まさかのときの避難所）」として重要な役割を担うのが親（養育者）だ。子どもは危険になると親を探し求め、親がいないと絶望し、泣き叫ぶ。親の元に戻ることによって安心し、また次の探索へと乗り出す。こうして子どもは安全と探索の2つのバランスをとりながら大人になっていく。

例えば、子どもが初めて来る公園で遊んでいるとする。最初は親にぴったりとくっついて離れない。しかし、そのうち少しずつ探索に乗り出す。その探索の間も頻繁に親の顔を見る。これは乗っても大丈夫だろうか？　ここから飛び降りても問題ないだろうか？　親の顔がNOを示しているとやめる。そこで何か怖いこと——例えば大きい子どもが遊んでいるボールが飛んできてぶつかりそうになるといったこと——が起こると、すぐに親の元に帰り、安心を得ようとする。しばらくして安心が得られるとまた探索へと乗り出す。こうやって少しずつ安全なエリアを広げていくのだ。

親が危険なときにいつもそばにいなかったり、安心を与えてくれなかったりしてこの安全基地の役割を果たしてくれないと、子どもは安全なエリアを広げることができない。したがって、探索に乗り出すことができず、いつまでたっても自立の準備ができないということになる。子どもが社会的・精神的に正常に発達するためには、少なくとも1人の養育者と親密な関係を維持しなければならない、とボウルビーは言った。

ボウルビーの研究に一時期携わったエインズワースは後に、「ストレンジ・シチュエーション」という実験を行った。この実験のシナリオはこのようなものであった。

最初に母子が今までに来たことのない部屋に入ってくる。その部屋にはたくさんおもちゃが用意されている。そこに感じの良い女性が現れ、母親と話をして、子どもと遊んでやる。母親がその女性と子どもを残して部屋を出て行き、数分後に戻ってくる。入れ替わりに女性が部屋を出て行き、その後母親も部屋を出て行く。しばらくして女性が部屋に戻り、その後しばらくして母親が部屋に戻る。

エインズワースは、この一連のドラマの間に子どもがどのような行動をするかを観察した。その結果、子どもの愛着には3つのパターンがあることを発見した。母親が出て行くと不安を示し、帰ってくると喜び、落ち着く「安定型」。母親が出て行っても実際には不安に感じているものの行動には表さず、母親が帰ってきても無関心に見える「回避型」。そして、母親が出て行くと極端に動揺し、母親が帰ってきてもあやされることに抵抗する「抵抗型」である。エインズワースは、これらの型の違いは、親子間の愛着形成による違いであり、常に子どもに愛情を示し、安定した安全基地や避難所を提供している母親の子どもは「安定型」になると結論づけた。

現在は、この理論には問題点もたくさんあることがわかっており、中には完全に否定されている部分もある。例えば、母親に対して無関心に見えることもある自閉スペクトラム症（ＡＳＤ）は、主に先天的な要因に基づくものであり、育児の方法とは無関係である。（ただし、後で述べるように、愛着障害はＡＳＤと類似した症状を示すため、育児法によってＡＳＤ様の症状を示すことも事実である。）また、母子の関係は、母と子それぞれが生まれ持った個性や、環境、育児法などが複雑に絡み合っているので、単純に因果関係を断定できるものではない。さらに、この時代の「愛着」の対象はほぼ母親に限定されていたが、現在では、選択的な養育者であれば誰でも良いとされている。つまり、父親でも、祖父母でも、養父母でも良い。養育者がころころ変わるようではいけないが、安定した安心感の持てる環境であれば、その役割を十分に果たせると考えられている。

とはいえ、生まれて早い時期に出来上がった愛着関係が子どものその後の社会的行動に大きな影響を与えることは紛れもない事実である。人間は、社会的動物であり、脆弱な身体能力を社会性でカバーして生き抜いてきた。自然界で、人間ほど身体的に劣った生物はいない。ほとんどの人は一人で食料を得ることも、天敵から身を守ることもできない。つまり、社会の力なしに自分の力だけで生きるのは不可能である。（一人きりでアマゾンの奥地で生きていける人が何人いるだろう？）生存するための能力を、本能としてはほとんど持たない。

逆に言うと、人間は、社会的能力だけで生きていくことができる。生まれたばかりの赤子は、自分の身体を移動させることができないばかりか、物を取ることも、顔を上げることすらできない。どうやって食物をとるか、どうやって逃げるか、何が危険で何を食べるべきか、何も知らない。知っているのは、そこにいる人（通常は親）に甘え、頼っていけばよいということだけだ。しかし、それこそが生存するために必要な能力である。それだけで生きていける。自分で身体を動かさずとも、そこにいる愛着者（養育者）が勝手に食物を与え、体温を保ってくれる。危険があれば、抱えて逃げてくれる。他の動物のように未熟な運動能力に頼って自分で食物を得て逃げるよりも、よっぽど高い確率で生存することができるのだ。

乳児期を過ぎても、子どもは不安を感じると、愛着者にしがみつく。しかし、成長とともに、こころにそのイメージを保持することができるようになる。つまり、愛着者が近くにいなくても、そのイメージを描くことによって自ら安心感を持つことができるようになっていく。危険が迫れば愛着者は遠く離れていても助けに来てくれるだろう。また、愛着者以外にも、同様の愛着行動をもって自分に接してくれる人がいることを学ぶ。愛着者の信頼する人は信頼できる。愛着者と同じ行動をする人は安心できる。愛着者でなくても、それらの人は自分を助けてくれる。同時に、ひとりで物事に対処していくスキルも身につけ、社会の中で他人と助け合いながら自立していくのだ。

人間は大人になると、養育者とは別の愛着者を求めるようになる。それが、恋愛である。成長してからの恋愛には、乳幼児期に育まれた愛着が深く関与しており、恋愛の方法には幼少期の愛着の型が大きく影響すると言われている。

2　愛着障害

それでは、このような安定した愛着関係が結べなかった場合、どうなるのだろうか？　ボウルビーと同じ時代にサルを使って研究した学者がいる。ウィスコンシン大学のハリー・ハーロウは、アカゲザルの群を飼育している間に、小さいときに母親と離されたサルがまともに育たないことに気づいた。当時、病気でサルが全滅してしまうのを避けるため、生まれたばかりのサルは他のサルと隔離して育てられることが多かった。ハーロウもそうしてサルの繁殖にのりだしたのだが、栄養も温度も衛生もきちんと正しく管理されているはずの実験室の子ザルはうまく育たなかった。なぜか死んでしまうのである。試行錯誤していく中で、子ザルにはやわらかく包んでくれるものが必要なのだとわかる。

そこで始まったのが、有名な代理母実験である。この実験では、8匹のサルが1匹ずつ、それぞれ2匹の作り物の母親と一緒にケージに入れて育てられた。作り物の母親として、針金で作られた針金の母とやわらかい布でできたぬいぐるみの母が用意された。半数の4匹の子ザルのケージでは、針金の母にミルクボトルが取り付けられ、残りの4匹のケージでは、ぬいぐるみの母にミルクボトルが取り付けられた。しかし、すべてのサルがぬいぐるみの母を好んだ。ミルクボトルが針金の母に取り付けられていても、子ザルは栄養補給のためだけに針金の母によじ登る以外は、ミルクボトルを持たないぬいぐるみの母にしがみついていた。

社会性を持つアカゲザル（および人間）は、食料（ミルク）ではなく、ぬくもりを求めているということが証明された瞬間であった。母と子の結びつきは母乳（つまり食物）であるという考え方が主流であった時代に、栄養を与えてもらう以上の結びつきを子が母に求めていることがわかったのは画期的であった。

しかし、この有名な実験にはまだ後日談がある。確かにぬいぐるみの母に育てられた子ザルたちは死ぬことこそなかったけれど、後に精神病的な症状を示し、正常に育たなかったのだ。うつ症状を示すものや、自傷行為をするもの、自分の子どもを虐待するものなど精神病的症状を示し、結果的にそのような状態で育てられたほとんどのサルが、まともな社会性を発展させることができなかった。ぬいぐるみの母は、やわらかさとぬくもりだけは与えてくれたが、何も教えてはくれなかった。語りかけてもくれなかった。暴力をふるったり暴言を吐いたりすることもないが、子ザルをやさしく抱きしめたり、悪い行いを叱ったり、新しい挑戦をうながしたりすることはない。完全なネグレクトである。そのような状態では、子ザルは安心して冒険に出かけることはできない。何が安全で、誰を信用してよいのかという基本的な社会性を、学ぶことができなかったのである。

アカゲザルと人間では環境も特性も違う部分があるので、単純に比較することはできない。もちろん、人間で同じような実験を行うことはできない。しかし、虐待を受けた子どもたちや、いろいろな事情（たとえば戦争や貧困など）によって親から引き離されたうえ、代替の愛着者が与えられなかった子どもには似た症状が観察されることから、人間でも同様のことが起こっていると考えて間違いないだろう。

このような、愛着が不足した結果として表れる症状を総括したものが、愛着障害である。生まれてから数年のあいだは生き延びる能力を持たない子どもにとって、おそらく、愛着者（通常は親）が自分のすべてである。愛着者にしがみつき、愛着者から離れると泣く。それだけで愛着者はメッセージを読み取り、様々な欲求を満たしてくれる。愛着者が笑いかける。それに応えて笑いかけると、また愛着者が笑いかけてくれる。こうやって、子どもは愛を与えることで必要なもの（食物や安全や愛情など）が得られることを知る。幼い子どもを育てたり深く接したりした人なら、子どもが自分の欲求をかなえるために、いかに甘えてみせるか知っているであろう。（わたしの娘たちも、泣いて訴えるよりも甘える方が収穫率が高いことを知っているようだった。）しかし、この欲求が常にかなえられないような場合、子どもは、違う学習をする。泣いても愛着者がそばに来てくれない。しばらく泣き続ける。それでも来てくれない。そのうち、子どもはあきらめてしまう。

自然界において、保護者から離れることは子どもの生命の危険を示す。したがって、保護者を近くに呼ぶために泣くのだが、それ以上に泣くと今度は敵を呼び寄せてしまい危険である。だから、このように保護者を呼んでも応えてもらえないことが何度も続くと、子どもはあきらめて自分で自分を慰める。笑いかけても笑い返してもらえないことが続くと、笑いかけることが愛着者を喜ばせるものではないと学習する。こうして、子どもは養育者に頼るのではなく、殻に閉じこもることで自分の身を守るスキルを身に着けてしまうのである。

愛着者との関係は、子どもの自立にも大きな影響を及ぼす。生まれて数ヶ月は自分と愛着者（通常は母親）との区別すらついていないと考えられている。そこから少しずつ、愛着者と自分は別のものであると理解し、自立していくのだが、愛着者が常に見守ってくれるという自信によってその自立は導かれる。親の元を離れて少し自立への冒険をする。親がいなくても少しぐらい大丈夫だという学習をする。もう少し冒険する。たまにちょっと怖い思いをする。親の元に逃げ帰る。親の元なら危険は無くなって安心だと再確認する。これぐらいの怖さなら、親の元に逃げ帰らなくても良いのだ、と繰り返しのうちに学習し、恐怖を乗り越える。そうする中で最初すべてが脅威であった外の世界の中にも安全な場所を見つけ、そのエリアを少しずつ広げていくのだ。

新しい友達の家に子どもを連れて行くと、そのシステムがよくわかる。最初は養育者にくっついて離れないが、そのうち、養育者の友だちの出してくれたおもちゃを少し触ってみる。大丈夫、養育者はにこにこしている。危険はなさそうだ。向こうにもおもしろそうな物がある。触ると怒られた。戻って養育者の近くのおもちゃで遊ぶ。こんなことを繰り返しているうちに、数時間後には友だちの子どもと連れ立って、我が物顔で家中を走り回るようになる。最初は親の膝の上だけだった安全基地がいつのまにか友だちの家全体に広がっているのだ。

では、安全基地が安全でなければ、どうなるのだろうか？　安全基地に毒蛇がいたり、あまりに暑かったり、うるさかったりしたらどうだろう？　安全基地から逃げ出す？　安全基地を出てみれば、外の世界が安全だと気付くかもしれない。

悲しいことに、子どもは外の世界に安心と信頼を求めることはしない。近所のやさしいおばさんに救いを求めたり、話を聞いてくれる保育士さんを親代わりにするようなことはない。

蛇から逃げ回り、暑さにもだえ、騒音に耳を押さえながらも子どもは安全基地から離れようとはしない。むしろ、基地内で安全な場所を見つけることに追われて、外に冒険しにいく余裕など無い。親が外の世界以上に危険な存在であっても、子どもは親（または主な養育者）に安全基地を求め続ける。子どもにとっては親が世界のすべてであり、そこに愛着を持とうとするのだ。

情熱的な愛情に対して、無関心や暴力・暴言が返ってくるという環境に子どもが置かれると、子どもは間違った学習をしてしまう。愛しても、愛は返ってこない。良いことをしても叱られる。または、良いことをしても悪いことをしても無視される。そのような環境では、愛されるためにはまず自分が愛すること、人に好かれたければ人に好意を示すこと、良い行いをすれば褒められ、悪い行いをすれば叱られる、といった人間社会で生きるための常識を身につけることはできない。

結果として、好意を持ってくれている相手に対しても信頼できずに攻撃的になったり、むやみに人を信じたり愛情を持ったりして、人との距離がうまくとれなくなるのだ。

このような愛着形成のゆがみから生じた障害が、愛着障害と呼ばれている。原因は同じでも、その表れ方は人によって様々である。愛着障害というのは比較的新しい概念であるので、診断基準もまだ安定していないのが現実である。2013年にDSM-5が出版され、以前のバージョンとは内容が大きく変わった。そのDSM-5では、「反応性愛着障害」と「脱抑制型対人交流障害」とに分類される。

「反応性愛着障害」は、いわゆる天邪鬼的な反応をする。対人関係の中で適切な反応をすることができない。世話をしようとしてくれている人に対して非常に警戒的で、甘えたいのに素直に甘えることができず、優しく接してくれているのに腹を立てたり嫌がって泣いたりと全く矛盾した態度をみせることがある。小さいときに、愛情に対して正当な対価を与えてもらえなかったために、他人全般を信用できなくなったせいではないかと考えられている。人を信用することや、甘えることが学習できていないのである。当然、与えてもらった愛情に対して無関心や怒りで返せば、人間関係はうまくいかない。

「脱抑制型対人交流障害」は、拡散した愛着で、選択的な対象に対して愛着を示す能力が著しく欠如している。無差別に愛着を求め、愛情を振りまくのだ。一見社交的に見えるが、無警戒で相手をよく吟味しようとしないという特徴がある。

通常、幼児が転んで怪我をすると親の元に走っていく。近くにいた親切なおじさんが手を差し伸べてくれると余計に泣き叫んだり、抱き上げられたままに親の方に手を伸ばしたりする。しかし、この型の子どもは、抱き上げてくれたおじさんにそのまま抱きついて離れなかったりするのだ。

一見愛想が良く、人見知りもしないので、人付き合いが上手なのではないかと思われがちであるが、これはこれでまた対人関係がうまくいかない。初対面の人にも馴れ馴れしく接近し、過度な親しみを示すため、他人から警戒、困惑される。度が過ぎると鬱陶しがって嫌われることすらある。本人は自覚がないままにひどく嫌われたり避けられたりするので、自信を失う。また、警戒心が弱いので、危険に巻き込まれるリスクも高まる。すぐに人を信用してしまうので、あまり知らない人の甘い言葉に誘われて、ついていってしまったりするからだ。

愛着障害は、発達障害に良く似た症状を示すことがある。ただし、発達障害は養育環境の影響はほとんどないと考えられているが、愛着障害は後天的なものである。

まず、他人に無関心であるという点に対して、ASDと間違われることがある。

実は、わたしも、愛着障害の少女をASDだと誤診してしまったことがある。当時1歳で受診してきた女の子は最初視線が合わず、癇が強くて些細なことで泣いてばかりいた。その様子を見て、未熟だったわたしはASDだと考えたのだ。しかし、診察を続けているうちに、祖母からの暴言虐待による愛着障害であることがわかった。その後ほどなく患児と母親が祖母と別居すると、少女は見違えるように変化した。視線が合うようになり、笑顔を見せるようになったのだ。彼女の場合は、まだ1歳と年齢が低かったこと、虐待者が祖母であったために引き離しが比較的簡単であったことなどからこのようなドラマチックな変化が起きたのであり、年齢が上がればそう簡単にはいかない。しかし、先天的な要因の大きい発達障害と違い、愛着障害の場合は、環境が変われば症状が落ち着くことが多い。また、通常愛着障害の子は強いこだわりを示すことがあまり無く、共同注視に問題が見られないという点も、ASDの子とは区別がつきやすい。自信の無さや親とのコミュニケーションの不足が起因して学習に遅れが見られ、知的障害を疑われることもある。常にいらいらと落ち着きが無く注意を持続できないという点で注意欠陥・多動性障害（ADHD）にも酷似した症状を示すこともある。特にADHDと愛着障害は、専門家でも鑑定が難しい。しかし、これについては、わたしの研究室で最近興味深い実験結果が出てきた。

福井大学のわたしたちのグループでは、褒められることや金銭を得ることなどの報酬に深く関与した脳の大脳基底核の線条体という領域の賦活状態を、ADHD（注意欠陥・多動性障害）をもつ子どもと、愛着障害の子ども、そして定型発達の子どもについて比較した。

調査に使ったのはカードあてゲームである。ゲームは2種類あり、ひとつは勝つとたくさんお小遣いがもらえる。もうひとつは少しだけ小遣いがもらえる。定型発達の子どもは、小遣いが多くても少なくとも、脳が活性化した。つまりどんな状況でもゲームに集中したということだ。これに対しADHDの子どもは、小遣いがたくさんもらえるゲームのときは脳が活性化したが、少しの小遣いだと反応がなかった。つまり、簡単にはやる気が出ないが、ご褒美が多いとやる気が出る。ところが、愛着障害の子どもは、いずれのゲームでも活性化がみられなかった。要するに、愛着障害の子どもは、報酬の大小にかかわらず、やる気を出すのがとても難しいということだ。この結果は、実際に愛着障害の子どもに関わる人から、「褒めても叱っても響かない」と相談を受ける事実とも一致している。

この研究は始まったばかりで詳しいことはまだわからないが、おそらく幼いときに正しい返報性（愛情をあげれば愛情を返される、良いことをすれば誉められる）が身につかなかったために、報酬を期待するところにゆがみが生じているのではないかと推測できる。がんばっても何も得られないという負の学習をしてしまっているのかもしれない。

ＡＤＨＤの子どもも愛着障害の子どもも、学校のクラスの問題児となりがちである。どちらもかっとなりやすく、暴力を振るったり、授業中に好きなことをして授業妨害をしたりするからだ。しかし、ＡＤＨＤの子どもは、怒られるとシュンとし、褒められると大喜びする傾向にある。（ただし、怒られたことをすぐに忘れてまた同じことを繰り返してしまうので、叱られても響いていないと取られることも多い。）一方、愛着障害の子どもは、怒られても褒められてもあまり響かない。また、ＡＤＨＤの子どもは成長とともに自然と落ち着いてくることが多いのだが、愛着障害の場合には年齢が上がるだけで症状が改善されることはほとんど無い。後の章でも述べるように、愛着障害とＡＤＨＤやＡＳＤなどといった発達障害はお互いに誘発し、併存することも多いので一概には言えないが、学校の先生にとって、愛着障害の子どもは扱いが非常に難しい子どもであるようである。

さて、幼児期に育まれた歪んだ愛着を基礎としてその後の人間関係を育んでいくと、大人になってからも色々な問題が発生する。正しい愛着の基礎が無いため、愛情の返報性のバランスが取れないのだ。通常、相手の自分に対する気持ちと自分の相手に対する気持ちを上手に計算しながら人との間の距離を取っている。それほど印象が良くなかった相手でも、好意を持ってくれているとわかると少しずつ愛情が増してくる。逆に、自分は好意があっても、相手に好意がないことがわかれば自然と興味が失せる。こうして無意識のうちに自分の愛情の量を調整し、人との距離を上手に保つことを学んでいくのだが、それがうまくできないと、人間関係にひずみが生まれてくる。相手の好意に対して無関心や怒りで返せば、当然相手は不快に感じる。そうしたことが続くと、いつのまにか孤立してしまう。逆に無条件に相手の言うことに従う、自分の意見は押し殺して人に合わせる、などして他者との間に極力問題を起こさないようにするパターンもあるが、そのような無理は逆に相手との間に心の壁を作ることとなり、最終的には相手に不信感を抱くようになったり、相手との関係を絶つことに繋がったりすることも多い。

愛着障害についてはまだ研究の歴史が浅く、十分にわかっていないことが多い。情動機構が完成する生後5歳頃までに虐待を受けた場合76％が愛着障害を発症するという人もいるが、虐待を受けていない人でも愛着障害的な症状を示すことがあるという報告もあり、今後も研究が必要な分野である。それでも、児童虐待が愛着の形成に問題を起こし、（たとえ愛着障害と診断されるほどの症状を示さなくても）その後の人間関係に影を落とすということ、そして愛着障害については対処が早ければ早いほど改善にも期待ができるということだけは間違い無い。社会性をよりどころにする人間にとって人間関係上の問題は最大のストレスである。そのため、愛着障害が適切に対処されない場合、その後、多動性行動障害、心的外傷後ストレス障害（ＰＴＳＤ）、解離性障害、大うつ病性障害、境界性人格障害などに発展しやすいのである。

5章＊思春期・青年期における虐待の影響

思春期は、誰にとっても試練の多い時期である。守られていた子ども時代を終えて、巣立ちの準備を始める。身体は生殖機能を備えた大人の身体へと変化する。脳も爆発的に成長し、不安定になる。身体の成長痛と同様の嵐が脳内でも起こるのである。

生物学的な変化と同時に、環境も変化する。舞台の中心は家庭から学校や社会などの外の世界に移行し、関心の中心が、家族から友だちや恋愛へとシフトする。自由が増えるのと同時に、社会の一員としての責任を問われることが増える。将来について考えることが身近になり、選択を迫られる。無限の夢は有限になり、手の届くものになる代わりに、努力しなければ手に入らないものであることを知る。性的にも成熟し、これまでにはなかった葛藤や誘惑に対面することとなる、

よく言われることだが、大人の身体に未熟な脳。身体に関してだけで言えば大人とほぼ同等の機能を持つが、その制御能力がまだ追いついていない状態である。それなのに、急激に増える外からのプレッシャーや誘惑に自分で立ち向かっていかなければならない。逆に、自分ではもう何でもできると思っているのに、周りからは認めてもらえず、不満を抱えることもある。この時期の交友や恋愛はとても複雑で、

不安定だ。混乱したり、焦ったり、たくさんの不安や葛藤と戦っていかなければならない。人生の中でもっとも楽しいが、試練の多いのがこの思春期である。

児童虐待自体は、多くの場合この時期に終焉を迎える。しかし、その影響が顕著に現れ始めるのもこの時期である。子ども時代のつらい経験が、この誰にとっても試練の多い思春期に乗り越えるべきハードルをより高いものに、乗り越える力を脆弱にしてしまうからだ。

児童期にトラウマを背負うようなつらい体験をすると、脳神経の発達が遅れることや、行為の是非を判断して制御する能力が減弱することがある。

また、思春期にはつきものの人間関係のトラブルが、さらに多発しがちになる。

幼い間にごく身近な家族から傷つけられると、基本的な信頼感を確立することが困難になるのだ。愛には憎が、良い行為には無関心が返ってくるような環境に置かれていると、人間関係の計算機が狂ってしまうのだろう。知らない人とはどれぐらいの距離を保てばよいのか、どれぐらい信頼しても良いのか、好意を示されたときどうすればよいのか、間違った計算機を使っている限り、どんなにがんばっても正しい答えは出てこない。そうしたずれによって、対人関係に様々な問題が生じる。

また、親との愛のあるやりとりの中で育つ、人の気持ちを汲み取る共感は、そのやりとりが不足すると育ちにくい。

思春期は、特に価値の中心が友だちや恋人との関係に置かれる時期である。共感性が未発達でその基盤が不安定であることは、思春期に重要な対人関係でつまずく原因となりやすい。児童虐待の影響で脳神経が未発達で自己制御力の弱い人が、このような時期に、いじめ・非行・少年犯罪など問題を起こしやすいというのもうなずける話である。

1　虐待と非行・犯罪

２００５年、内閣府は少年非行の原因・背景として児童虐待を一つの要因だと考察し、調査を行った。その中の警察からのデータでは、粗暴傾向で少年相談の対象となった２７４ケースの内、５～６ケースに1件の割合で何らかの被虐待経験が見られたという。中でも、生育歴上早い時期から虐待を受けたケースや、虐待を受けた期間が長いケースでは、少年相談などで更生を働きかけても相対的に効果が低く、粗暴傾向の改善が困難な傾向があったという。

また、凶悪犯あるいは粗暴犯で検挙・補導された中学1年生以上の少年と、それ以外の刑法犯で検挙・補導された７９２人の少年を対象とした調査では、凶悪・粗暴犯群は比較群に比べて何かしらの被虐待経験があると答える率が高かった。

この調査だけでは、にわとりとたまご問題は解決しない。つまり、逆に少年が非行に走ったことによって家庭内で虐待行為が行われた可能性や、劣悪な家庭環境（経済的理由など）が原因となって虐待と非行が起こった可能性なども排除できない。とはいえ、そこに相関があることは事実であり、この高い数字は無視できるものではなかろう。

近年、未成年であるという理由で罪を軽くしてはならないという世論が強まってきているようだ。マスコミの影響か、未成年であっても、犯した罪に対しては大人と同じように償うべきであるという考えの人が増えてきたようだ。実際、少年法は厳罰化の方向にある。さらに、インターネットの普及にしたがって、これまで報道では規制されていた未成年の犯罪者の実名や写真が公開されてしまうようにもなった。しかし、虐待を受けて育った人と日々接する立場にいるわたしとしては、もう少し慎重に考えてほしいと願う。

虐待を受けたからといってみんなが犯罪者になるわけではなく、ほとんどの被虐待者はトラウマと戦いながらも立派に生きている。また、つらい経験があるという理由で罪が許されるわけではない。被虐待経験がある人の罪を軽くするべきだ、などと言うつもりは無い。

ただ、こうした背景を鑑みると、罪を犯したもの、とりわけ少年期に罪を犯したものに対して、安直に厳罰主義で対応するのは何の解決にもならないのではないかと思えるのだ。

つらい経験でゆがんでしまったこころは厳罰では正せない。虐待によって愛着障害を発症した子どもの不適切な行為は、ただ制限することによって修正されることはない。愛と寛大さを持って教えていかなければ決して修正されないということは、これまでの経験からはっきり言えることである。児童虐待を含む、犯罪者の背景を汲んで更正のための道を築くことこそ、急がば回れの対処法ではないかと思う。

現在の少年法は、戦後アメリカから入ってきた。戦後は、成人による犯罪だけでなく、少年犯罪も凶悪事件も今とは桁違いに多かった時代である。そういう時代に、少年は成人とは違って人格の可塑性に富み、間違いを犯しても、適切な指導と教育を施すことで立ち直らせることができる、として処罰より指導教育で対処する少年法が導入されてきた。少年を成人と一緒の刑務所に入れて、悪い影響を受ける弊害も認識されてのことであった。医学界で、「小児は小さな大人ではない」と言われるのと同じように、人格の可塑性を意識した対処であった。

ところがその後、アメリカ社会が包摂から排除へと変化する中で、少年への寛容が批判の的になり、厳罰主義へと傾いていった。弱さを言い訳にはさせない、いわゆる「自己責任」が問われるようになったのだ。そういうアメリカの流れにならって、日本でも、戦後からは激減している少年凶悪事件が「増えている」とされて、少年への厳罰を求める声が高まってきた。

少年犯罪は積極的に検挙されるようになり、少年法は「逆送」（家裁の少年事件審判ではなく刑事裁判で裁くための事件送致）範囲の拡大等、成人の刑事処罰に近づけられてきた。

では実際、少年凶悪事件は増えているのだろうか？　ニュースなどで取り上げられることも多く、少年凶悪事件は増えているように見える。しかし、実際の数字は、その感覚とは異なる。法務省『犯罪白書』の戦後の少年刑法犯の検挙人員および人口比の推移を見ると、昭和58年をピークとして上下しつつも増え続けているが、それ以降は、減少に転じ、平成4年以降は20万人程度で推移している。

もちろん、加害者にどんなこころの傷があろうと、犯罪は許される行為ではない。神戸で14歳の少年が6歳の子どもを殺した事件があった。加害者の少年は少年法に守られたために名前などは公開されなかったのだが、最近手記を出したことによって話題になった。これがきっかけでまた、「未成年だからといって法に守られるのはおかしい。凶悪犯は同じ目にあわせるべき。」という世論が高まっている。

人間として、その気持ちは理解できる。悪いことをした人が幸せになることを許せないという正義感は本来人間に備わっているものであり、それによって人間界の秩序が保たれているのであろう。個々の例を見たとき、それでも犯人の更生を重視すべきだとは心情的に考えられないものだ。

しかし、少年犯罪全体として考えたとき、厳罰に処すことが果たして正しいのだろうか？　通常、子どもの世界は狭く、逃げ場がない。環境からのストレスから逃げ出せず、問題行動として表れることが少なくない。傷つけられた経験は、加害行動を引き起こすリスク要因となる。そう考えると、非行・問題行動を厳罰に処して、立ち上がる機会を奪うよりは、うまく介入をして立ち直りを促す方が、結局のところ社会全体にとって良いのではないだろうか？　多くの場合、環境を整備することで行動の改善が得られる。

２０１５年、アメリカで、仔犬を巡って争った11歳の子どもが隣に住む8歳の子を銃で撃ち殺したという事件があった。再発を防ぐためには、どうすればよいだろう？　子どもでも人を殺せば重大な罪に問われるということを教えるために厳重に処罰するべきであろうか？　銃で殺人を犯した子どもを刑務所に閉じ込めておくべきだろうか？　そうすれば、子どもによる銃犯罪が減るだろうか？

それよりも、銃は触ってはいけない危険なものであるということをきちんと教育すべきであろう。人の命の重さについてもきちんと教えるべきかもしれない。さらには、そもそも銃を規制すべきである。社会を変えていくためには、むやみに処罰を重くして少年の未来を奪うよりも、環境を整え、教育の場を設け、根本を絶っていくべきだとわたしは考えている。

逮捕され、鑑別所に入れられた少年たちは、一様に大きなショックを受ける。これは、よい指導介入の機会でもあり、信頼できる大人と出会い、健康的な人間関係や帰属、規則正しい生活習慣を獲得できれば、少年の多くは立ち直ることができる。「悪」を簡単に切り捨てるのはたやすいが、切り捨てられた「悪」は更なる「悪」へと発展する。そして周囲を狂わせて「悪」の悪循環を生み出すことは、前にも述べたとおりである。「悪」を無くすことができるのは、「愛」だけなのである。少年には「人格の可塑性」があることをもっと信じて、今後の対処を考えてほしいと強く願っている。

2　虐待といじめ

児童虐待が思春期に大きく影響するのは、非行や犯罪だけではない。いじめと児童虐待経験もまた、強く関係していると考えられる。

東京都精神医学総合研究所の研究では、いじめと家庭関連要因の中で、有意に関連するものを調査した。その中で有意に関連するとされた、年齢、性別、父母との同居、祖父母との同居、兄弟の有無、同居の大人からの虐待などの要因の中で、「同居の大人からの虐待」は目立って高い関連性が示された。「過去1ヶ月以内に同居中の大人から暴力を受けた体験を有する生徒」はそうでない生徒に比べるといじめの被害体験のリスクが4倍以上も高くなっていたのだ。同様に、いじめの加害体験のリスクも「同居中の大人からの暴力」がある生徒は、そうでない生徒に比べて6倍も高くなった。国際的な先行研究でも家庭環境といじめには関連があるという知見が示されているが、日本でも同様であることが示された結果である。

こうした統計を見ると、虐待が引き起こす影響が一筋縄ではいかない、非常に複雑なものであることがわかる。虐待の影響で、人間関係をうまく形成できなくなり、いじめの被害者や加害者になる。いじめの体験がまた新たな精神疾患を生み出し、人間関係の形成に影を投げかけたりする。非行に走ることで、親や先生との関係もますます悪化する……。一つの壊れてしまった歯車は別の歯車を狂わせ、またその歯車が違う歯車を狂わせる。時が経つにつれてその影響はどんどん大きく、修正しがたくなっていく。

この影響は本人や家族だけにとどまるものではない。非行やいじめは、そこにまた多くの被害者を生み出す。いじめを受けた子どもが別の子どもをいじめ、いじめを受けた子どもが精神の安定を崩して非行に走る、など、いじめがもたらす負の影響はよく知られたことである。こうして壊れた歯車は他人の歯車まで狂わせてしまい、負のループは無限に広がっていくのだ。虐待は社会全体で取り組まなければならない問題であることがよくわかる。

6章＊発達障害の虐待への影響

虐待を語る上でどうしても無視できないものの一つが、発達障害である。発達障害が虐待のリスク要因になり、また虐待が発達障害様の症状を引き起こすこともあるため、虐待と発達障害は切り離して考えられないほど深く結びついている。発達障害と愛着障害の根本的な違いは、生まれつきか生後の養育者との関わりに起因しているかという点であるが、どちらの要素も有する場合、どちらかの要素がもう一つの要素を誘引している場合などもあり、簡単に切り分けられるものではない。

発達障害とは、脳機能の発達が関係する生まれつきの障害全般を指すもので、自閉スペクトラム症（ASD）、限局性学習症（LD）、注意欠陥・多動症（ADHD）などが含まれる。「こだわりが強い」「話が聞けない」「落ち着かない」など、特徴も様々で、知的障害のある人もいれば非常に高い知能を持つ人もいて、非常に症状が幅広い。人と違った行動や考え方を〝個性〟と捉える向きもあるが、親を含む周囲の人や本人が「生きにくさ」を強く感じる場合には、やはり〝障害〟と捉えて対応する必要がある。しかし症状が幅広いために、どこまでが個性でどこからが障害かという診断をつけるための客観的な指標の確立がいまだ課題とされている。

これらの障害は、子ども本人が「生きにくさ」を感じると同時に、親からすると、特有の「育てにくさ」を感じることが多い。そして、この育てにくさが、虐待を誘引する一つの要因であることは間違いない。

また、この障害の問題の一つは、外から見てわかりにくい障害であるために、周囲から理解されず、誤解や偏見を持たれがちであることだ。特に、ASDなどでは、自閉症、アスペルガー症候群（知的障害を持たない自閉スペクトラム症の一つとされていたが、DSM-5で自閉スペクトラムの一つに統合され、アスペルガー症候群の診断名は削除された）などの言葉のイメージだけがひとり歩きしていじめや偏見などにつながっている。そうした偏見がさらに親へのプレッシャーとなり、虐待を後押ししているという現状がある。

1 ADHDと虐待

注意欠陥・多動症（ADHD）の子どもたちは、定型発達児と比べて何らかの虐待を受けやすいという研究報告がある。

ADHDとは、じっとしていることが苦手で落ち着きがない多動性、気が散りやすく物をすぐなくす不注意、短絡的で物事を順序立てて考えられない衝動性などがその特徴である。このような子どもを持つ親は高いストレスを感じることになる。

多動性が強い子どもの場合、親は子どもから目が離せない。特に子どもが小さい間は、動き続けて危険な目にあったり、物を壊してしまったりするからだ。外に出ると、つないでいる手を振り払って車の前に飛び出したり、どこかに行ってしまって迷子になったりする。店の物を壊したり走り回ったりすることもある。あまりにも多動がひどい場合には、子どもを連れて外出できないという親もいる。親の注意が足りない、しつけがなっていないなどと非難されることも多く、人目が気になって外出が怖くなったり、精神的に疲れてしまうのだ。

学童期に入ると、集団生活に問題が生じる。授業中にじっとしていられず、教室を走り回る、他の子どもに大きな声で話しかけるなど、授業妨害になるような行動が目立つことが多い。このような行動が行き過ぎると、他の子どもたちとの関係に問題が生じ、いじめや学級崩壊に発展することもある。他の親に謝ってばかりで、まともに親同士の交流ができないという状態になる親もいる。授業を聞かなければ当然学習が遅れる。

衝動性が高い場合には、後先考えない計画性のない行動や、直情的な行動が目立つ。友達や兄弟とけんかした際にすぐに手を出す、すぐにかっとなって暴言を吐くなど、他人とのトラブルが多くなる。

不注意優先型の場合でも、何度言っても忘れ物が減らない、注意しても時間に遅れる、など他人に迷惑がかかる場合がある。先生や親が話しているのに、他に注意が向いて無関係なことを話し出したり、考え事をしていて聞いていなかったりと、不真面目ととられる態度をとってしまう。年齢が低いうちには親が注意されることもあるし、年齢が高くなると成績の低下にも結びつく。何度注意しても改善されないので、親は子どもの真剣さが足りないのではないかとイライラする。

2　ＡＳＤと虐待

ＡＳＤは、コミュニケーション能力、想像力、社会性に問題がある障害で、細部に目が行き、ルールを曲げられないという特徴を持つことが多い。

このような特徴を持つ子どもたちの中には、非常に強いこだわりを持つ子がいる。例えば、買い物に行く時、家からスーパーまで必ず同じ道順をたどり、途中にある公園の滑り台で３回滑る、と決めていたりする。今日は雨だから滑り台はなし、とか、今日は道路工事しているから別の道を通る、などのようにいつもと違うことをすると怒り出し、パニックを起こす場合すらある。

こうなると、親の行動が制限される。出かける前に入念に計画を立てる必要があり、気軽に出かけられない。そのため、こうしたこだわりから無理に子どもを引き離そうとして暴力や暴言が起こることもある。

また、曖昧な表現を理解しにくいという特徴があるため、「あとちょっと待っていてね」や「あそこにいてね」といった何気ない発言が汲み取れず、「あとちょっとってどれぐらい？」としつこく質問されたり、「じゃあ、5分待ってね。」と言うと、今度は「もう5分20秒経ったよ。」と細かく指摘されたりしてイライラするという親は多い。

さらに、相手の感情を読むのが苦手なため、叱られているのに笑い出したり、話しかけられても気づかないこともある。

成長に伴って、学校で友だちや先生とトラブルが多発することもある。学業についていけなかったり特定の科目しか興味を示さなかったりと、親の不安も増す。

こうした育てにくさが時として虐待を誘発してしまう。高まるストレスが子どもへの攻撃となることもあるし、子どもの行動を修正しようと必死になりすぎて、行き過ぎることもある。無理やり押さえつけようとする親の行動に子どもが抵抗すると、親の暴力や暴言が加速していくこともある。当然、暴力や暴言によってこれら発達障害の症状が治まるはずはなく、むしろ加速する傾向にある。

3　療育

発達障害は、いくら注意したから、叱ったからといって治るものではない。脳の構造上そうなっているのであって、努力で簡単にどうこうなるものではないのだ。

たとえば、ＡＤＨＤの子どもにただ「忘れ物をするな」と叱るのは、足の不自由な子に「とにかく歩け」と叱っているようなものである。子どもは、叱られても直せない。反省はしても、すぐに忘れて同じことを繰り返してしまう。足のリハビリに他人の助けや、杖などの道具、障壁の無い道など環境の整備が必要なのと同じように、発達障害の子どもの症状を軽減するためには適切なサポートが必要だ。忘れ物をするなと叱るよりも、チェックリストを作って机の前に貼る、毎日必要なものの入れ場所を決めるなど、忘れ物をしないためのテクニックを教えたり、環境づくりをしたりしてサポートすべきである。

ＡＳＤの場合には、コミュニケーションの方法が一般とは異なるため、能力が不足しているというより、ＡＳＤの子特有のコミュニケーション方法を取っているとも考えられている。たとえば、挨拶のとき、面白いことを言ったわけでもないから笑わない。「ちょっと待って」の「ちょっと」があいまいなのでわからない。そうしたことの積み重ねで誤解を受け、社会生活に問題が生じている場合がある。挨拶のときは面白くなくてもにっこりしていればよい、「ちょっと」というのは「こうしたケースでは5分から10分のこと。」「こうしたケースではその時間を過ぎても問題はない」などというように、対応をひとつひとつ学んでいくことで、ある程度スムーズに社会生活を送ることができるようになる。

親がこのような特性に対して強く怒るだけで適切なサポートをしないでいると、二次障害が生じることも少なくない。自分はダメなのだと自己肯定感を低下させ、不登校や引きこもりなどうつ的な症状を示したり、反抗心から暴力的になったり、わざと人が困るようなことをしたりする。そのような行動は、ますます親のストレスを増大させて虐待を加速させる結果となる。

わたしの勤務する福井大学子どものこころの発達研究センターでも、発達障害で受診する人が増えている。発達障害は現時点では基本的には治ることは無いと考えられている。しかし、特性を知り、行動の方法を学ぶことで外部や他人とうまく関わることができるようになり、問題が激減することが多い。これを療育と言うが、実際に、外来に来られる患者さんでは、療育を受けることで飛躍的に「生きにくさ」「育てにくさ」が軽減したと言われることが多い。

発達障害は、遺伝の要素もあり、親と子で同じ特性を持つ傾向があることもわかっている。育てにくさは、実は、子どもの性質だけではなく、親の性質が原因となっているケースもあるのだ。たとえば、衝動性の高い親は、子どものちょっとしたミスにカッとなって暴言を吐いてしまうこともある。子どもの衝動性も高ければ、ぶつかることが多くなる。親と子の特性の相乗効果で、親子関係にひずみが生じる。親本人も気づいていないことがあり、なんとなく生きにくさは感じてきたものの、環境や育ち方、さらには自分の性格のせいだと思っている人が多い。実際、発達障害の子どもを病院に連れてきた親の中には、受診して話を聞くうちに、子どもの頃の自分もそうだったと気付く人もいる。こうした場合には、やはり親も療育や薬物療法などを受けることによって親子関係の改善が期待できる。

前述の忘れ物に悩むADHDの児童の親がやはりADHDの場合、実際のところ、家が散らかっていて学用品が整理できていないなど、親が子どもの忘れ物を助長していることがある。こうした場合、まず親が自分の行動を客観的に顧みて修正をすることが重要である。学用品の収納場所を整理することや、思いつくままにあれしなさい、これしなさいと言うのを止めて、やるべきことをひとつずつ伝えるなどすることで、子どもの忘れ物を減らすことができよう。同時に、親が自分の至らなさを棚に上げて子どもの過失を責め立てる構図も改善することができる。大人になってから自分の発達障害（障害とは言えない「傾向」程度のものも含めて）を知って、生きやすくなったという人は意外に多い。自分の傾向が自分の努力不足のせいでは無かったことを知って心底ほっとすると同時に、対策を立てることができるからだそうだ。親も子も自分の傾向を知り、適切な対応を学ぶことが、発達障害と共に生きていくうえで大切なのだ。

前の章でも述べたように、発達障害と愛着障害は非常によく似た症状を示すことがある。他人に興味を示さないことからASDとの類似性や、衝動的で落ち着きのないことからADHDとの類似性がよく知られている。実際のところ、先天的か後天的かという違いはあれ、発現した性質は非常によく似ている場合も多い。最近発達障害が増えているのは、実は愛着障害が増えているのではないかと考える人もいる。そして、そうした発達障害の傾向をそもそも軽く有していた者が虐待を受けると、その傾向が強くなることもある。たとえば、ＡＤＨＤの性質を持ったものが虐待を受けると、ますます衝動的で落ち着かなくなるということだ。ＡＤＨＤでは、数種類の薬が効果を示すことがわかっているが、こうなると、そうした治療薬だけでは効果が現れなくなる。もともと発達障害が引き金となって虐待が起こり、障害が強く発症するようになり、さらに虐待を誘発する、という負のスパイラルが起こってしまうと非常に解決が難しくなる。

発達障害への偏見の目におびえてなかなか認められない親も多いのだが、もし、育てにくさ、生きにくさなど思い当たる部分があるとしたら、専門の施設に相談することは解決の糸口になるかもしれない。

7章＊虐待の引き起こす精神疾患

虐待を受けると、暴力や性的なものに対して過度の恐怖を抱くようになる人が多い。しかし、一見虐待とはまったく無関係に見えるような症状も多く見られる。多動性、摂食障害、不安症、抑うつ、薬物乱用、アルコール中毒、非行、暴力、殺人……。

つらい体験が長く続くと、恐怖・不安と共に、怒りや無力感が生まれてくる。それらの複雑な感情が他者に向かった時には衝動的な攻撃性となり、時には非行や暴力などの犯罪行為にまでいたる。それが自分自身に向かった時には、薬物乱用、アルコール中毒、売春、精神障害などに表れる。

虐待の影響は複雑で、個人の性格や、虐待の種類や、周囲の対応や、その後の環境など、1つの原因に対応した1つの結果があるようなものでは無い。虐待を受けた人は、いじめや非行などその後もつらい経験をする割合が高くなり、その影響もまた加算される。また、何の影響もなく普通に社会生活を送っている人もいるが、実際にはその影響が目に見えないだけなのかもしれない。しかし、虐待と精神疾患に強い関連性があることは様々な研究から明らかになっている。

虐待というトラウマ（心的外傷）が精神疾患に至る原因にはいろいろな説があるが、最近では生物学的要因・心理学的要因・社会的環境の3つが相互に作用しているという見方が強まっている。

生物学的要因とは、遺伝子、ホルモン、神経伝達物質、脳機能などのことである。たとえば、ストレスに対する耐性は人によってそれぞれである。生まれつきストレス耐性の高い人もいれば、非常にストレスに弱い人もいる。逆に、受けるストレスの種類や時期によっては、ストレスを受けることでこの耐性自体が弱くなったり強くなったりと影響を受ける場合もある。また、ある種の精神疾患を発症しやすい遺伝子を持つ人もいれば、発症しにくい遺伝子を持つ人もいる。同じ経験をしても、生まれついた性質によって発症する疾患の種類も違ってくる。同じ条件下におかれても、風邪を引く人、引かない人、風邪を引いても喉から症状が出る人、鼻から出る人…と、様々であるのと同じようなものである。

心理学的要因とは、認知、感情、行動の機能に何らかの形で障害が生じることである。同じ経験をしても、その捉え方は人それぞれである。恋人に振られて落ち込む人もいれば、怒り狂う人もいる。思い悩む人、あまり気にしない人、すぐに忘れてしまう人…。お酒を浴びるほど飲んで忘れる人もいれば、旅に出る人もいるだろう。同じ経験をしても、人によってどのように感じ、どのように受け止め、どのようなアクションを取るかは違う。

社会的環境要因とは、家庭、地域、環境など、その人を取り巻く直接ではないが影響を及ぼすすべてのものを指す。文化や住む場所の気候、サポートしてくれる人がいるかいないか、などである。

この3つの要因はお互いに依存しあっていて、簡単に切り離すことはできない。さらに、このうちのどれか1つだけで、精神疾患に至るケースは非常に稀である。この3つが複雑に絡み合って精神疾患の発症に至るのだ。風邪ウイルスに晒されても、元気なときには発症しない。弱っている時でもウイルスに晒されなければ風邪は引かない。仕事で徹夜が続いて、突然寒くなった時、隣のデスクの人からウイルスをもらって風邪を発症する。

同様に、同じつらい経験をしても、周りのサポートがあれば、精神疾患とは無関係でいられることもあろう。生まれもったポジティブな考え方が救いとなることもあろう。

環境や行動が同じでも、違った疾患を発症する可能性もある。虐待の種類、虐待を受け始めた年齢、虐待を受けた期間、加害者（虐待者）と被害者（被虐待者）の関係など、様々な要素が複雑に絡み合って、様々な症状を引き起こすのである。

児童虐待を受けた人が引き起こしやすい精神疾患は、大うつ病性障害や気分変調性障害を含む気分障害、心的外傷後ストレス障害やパニック障害を含む不安障害、解離性同一性障害や境界性パーソナリティ障害などである。その他にも、拒食症、過食症を含む摂食障害、薬物依存・乱用、自傷行為などがある。この章では、虐待に大きくかかわると考えられている主な精神疾患について簡単に紹介する。

精神疾患の内容については、基本的には、ＤＳＭを元に記述している。執筆現時点での最新版は、２０１３年に改訂された第５版である。

1　うつ病

うつ病とは、気分に関する障害を持つ精神疾患の一群である気分障害の１つである。近年発症者が増加の一途をたどっている。２０１１年には、厚生労働省が対策に取り組むべきとして指定していたがん、脳卒中、急性心筋梗塞、糖尿病に精神疾患も加えられ、5大疾病となった。その対策に苦慮している企業も多い。なにもやる気が出ず、人に会うのも苦痛になって、ひどくなるとベッドから起き上がれなくなったり、自殺に至ったりするというのが一般的に認知されている症状である。

DSM-5によると、うつ病性障害は、さらに大うつ病性障害とそれを軽度にした気分変調障害に分けられる。

うつ病（大うつ病性障害および、気分変調性障害）と一概に言っても、症状の種類やその出方はさまざまであるが、大まかには、気分が中心となる症状、認知が中心となる症状、身体症状がある。

気分が中心となる症状は、悲しい、暗い、といったものや、興味、楽しみ、喜びの消失といったものがある。すべてのことに何も興味がわかなくなることも多い。ひたすら悲しくつらいと感じたり、それまで大好きだったものすら急に興味が無くなって、出口の無い暗闇の中にいるような気分になったりするようだ。

認知症状は、絶望感、無価値感、無力感、罪悪感などである。わたしは世の中から必要とされていないと感じたり、昔の小さなミスを思い出して自責にかられたり、自分の存在が世の中の迷惑になると考えてしまったりする。

身体的症状は、睡眠や食欲、または体重などに影響が出てくることが多い。疲れているのに寝付けない、夜中に何度も起きる、食欲が無くなって顕著に体重が減少する、または逆に、眠りすぎる、異常に食べて急激な体重な増加が見られるなど。他にも疲れやすい、だるい、集中できない、頭が痛い、腹を下すなどがある。

これらの身体的症状が前面に出てうつ症状が見えにくくなるものを仮面うつ病と呼ぶが、特に子どもの場合、うつ病になっても、大人のように抑うつ気分や抑制症状を自覚・認識しないことが多い。言葉でうまく表現できないこともよくあり、最初は身体症状が前面に出やすいので大人が注意してやる必要がある。食欲の変化、睡眠の乱れ、からだのだるさを訴えることが多いが、「集中できない」「頭が働かない」「気分がのらない」「疲れやすい」「食べたくない」「途中で目が覚める」「朝早く目覚める」「お腹が痛い」「頭が痛い」などの症状をいくつか断片的に訴えるため、小児型慢性疲労症候群との鑑別が非常に難しいケースもある。

子ども時代に性的虐待を受けた被虐待児や被虐待経験者によく見られるのが、うつ病である。性的虐待と大人になってからの大うつ病エピソードの発症率には正の相関があるという研究報告がある。

ブリーアとラムゼーは、１９９８年に臨床的にうつ病と診断されていない女子大学生を対象にアンケートを行い、児童期の性的虐待の経験と成人してからのうつとの関係を調べた。一般的に、社会人を対象としたうつ病に関係する研究においては、うつ病の診断基準としてＤＳＭの大うつ病性障害の診断基準を用いることが多い。しかしながら、このブリーアらの研究では、ＤＳＭの診断基準は用いず、被験者に何種類かのチェックリストに答えてもらうことで大うつ病の症状を評価した。

その結果、性的虐待を受けたことがある人は虐待を受けたことのない人に比べ、大うつ病的症状を報告する率が著しく高いことがわかった。言い換えれば、性的虐待経験者は、クリニックに行ってカウンセリングを受けるほど重いうつ病症状を訴えていなくても、間違いなくその虐待による影響を受けている、つまり「うつの傾向が強い」ことを示している。

１９９４年、ローズラーとマッキンジーは、子どもの頃に受けた性的虐待が大人になってからも精神的トラブルの症状を深刻化させるという仮説を検証した。性的虐待の経験を持つ１８８名を対象にアンケートを実施した結果、子どもの頃に受けた性的虐待は後のうつ病の症状と関係していることがわかった。この調査の対象となった虐待経験者の平均年齢は41歳であり、彼らは虐待を受け始めてから35年ほど、また虐待が終わってから25年ほど経過した後でも、トラブルに悩まされていることになる。

１９９８年、レビランらは、うつの身体症状のタイプと虐待の経験に関連があるかどうかを調べた。まず、15歳から64歳までの男女の被験者の中から、大うつ病性障害をもっている人たちを探した。そして、彼らの有する身体症状を、①典型的な身体症状（食欲と体重の減少、不眠）タイプ、②異型性の身体症状（食欲の異常亢進と体重の増加、仮眠）タイプ、③両方を変動するタイプ、④どちらでもないの４つのグループにわけた。それから、その人たちの虐待の経験についても調べ、身体症状のタイプと虐待の経験に関連があるかどうかを調べた。その結果、子ども時代に性的虐待や身体的虐待を受けたものは、男女にかかわらず、②異型性の身体症状をともなう危険が高いことが明らかになった。

また、２００５年、ダニエルソンらは、大うつ病エピソードの診断にあてはまる12歳～17歳の思春期の男女５４８名を対象に、性的虐待、心理的虐待、過度の体罰と大うつ病エピソードの症状の関連を調べた。その調査結果から、虐待歴のあるものは、無いものに比べて大うつ病性障害の症状の中でも、罪悪感、自傷志向、自殺志向、そして、集中困難の症状を示す者が著しく多いことがわかった。また、虐待を受けた期間が長くなるほど、うつの症状も全体的にひどくなり、その症状の中でも特に睡眠障害が多くなると報告している。

家族や親戚が虐待者である場合、または自宅で虐待を受けた場合には、罪悪感の症状が特に強かった。これは、自分が受けた虐待に何かしらの責任を感じてしまうためかもしれないし、虐待の加害者に対して複雑な気持ちを持つ結果かもしれない。

実際、わたしの患者さんでも、親から理不尽な対応を受けているにもかかわらず、非は自分にあると思い込んでいるケースが少なくない。親からひどい扱いを受けたのは、幼少時に悪いことをした自分のせいであり、そのため親の信用を失ってしまったのだと自己否定し、諦めてしまう。親からなぜ怒られるのか本人にも理解できないと、結局びくびくするだけの状態が続き、親の信頼を取り戻せなかったことが自分のせいだと感じてしまうようだ。

また、第三者からすれば、虐待者から逃げた方がいいと思うような場合でも、被害者は虐待者に強い愛情を持っていることが少なくない。たとえば、毎日殴るお父さんのことは、殴られると痛いから嫌いだけれども、親だから守ってくれる唯一の人だから好き、という相反した気持ちを持つ。ひどい虐待を受けてわたしのところに相談に来ているにもかかわらず、まだ親をかばい続ける子どもがたくさんいる。火傷の跡をそっと隠す、転んでできたあざだと嘘をつく、親の暴言は自分の発言がそもそもの発端だったと言う、いつもはそうじゃない、こんなときには優しいんだとかばう…。そんな子どもの苦悩を見るたびに、胸が締め付けられそうになるものだ。こうした矛盾が、ストレスとなり、こころを攻撃し、無気力やうつにつながるのかもしれない。

2　不安障害

不安障害とは、過剰に不安や恐怖を感じる状態である。

誰にでも心配や不安を感じることはある。試験で落第するのではないかと心配になったことはないだろうか？　友だちが自分の悪口を言っているのじゃないかと勘ぐる、大勢の人の前に出ると、頭が真っ白になって覚えたはずのセリフを全部忘れてしまうなどはよくあることだ。病気でもないのに死について考えて眠れなくなったり、見たこともないおばけに怯えたこともあるだろう。心配しても仕方ないとわかっていても、ついつい考えてしまったり、起こってもないことに不安を感じたりするのは、人間の特性でもある。危険を前もって予測し、それに備えるためのすばらしい能力である。

しかし、通常は、試験が終わったら、心配していたことなどすっかり忘れて遊びに行ってしまうし、友だちと実際に話したら安心する。大勢の前での緊張も回数をこなすうちに少しずつ改善されるし、死やおばけも朝になったら消えてしまう。

ところが、そのような心配や恐怖が異常に強かったり、あまりにも長く持続したりして、生活に支障をきたすのが不安障害である。

ＤＳＭ-５によると、対象のない持続的な不安を特徴とする全般性不安障害、特定のある１つのものに対して異常な拒絶反応を起こす恐怖症、パニック発作を起こすことを特徴とするパニック障害、特定の場所や状況に強い不安を抱く広場恐怖症、社会的交流について不安が生じる社会不安障害、脅迫観念（持続する考えや心象）や強迫行為（特定の行為や儀式を行う）の特徴を持つ強迫性障害、特定の人や場所から離れた時に過剰な不安を示す分離不安に分けられる。

不安障害の中でも特に小児期に受けた虐待と関係しているとみられているのが、パニック障害、広場恐怖症、社会不安障害、全般性不安障害である。なお、後述の心的外傷ストレス障害（ＰＴＳＤ）は、前バージョンではこの不安障害の下位分類であったが、ＤＳＭ-５では別精神疾患として分類された。

パニック障害は、その名の通りパニックアタックの症状が診断の基準になっている。パニックアタックとは予期もせずに急に激しい動悸、めまい、過呼吸、吐き気、震えなどに襲われることである。はじめて経験する人は、心臓麻痺ではないか、このまま死んでしまうのではないかとひどく不安になるようだ。救急車を呼んで病院にかけつけても、病院に着くころにはパニックは収まっていて、何の異常も無い。それなのにまた同じような発作が起こる、といったケースも多い。

パニックアタックが不安を呼び、さらなるパニックアタックを引き起こすこともある。たとえば、外出中にパニックアタックが起こると、また起こるのではないかと外出するたびに不安を募らせる。これを「予期不安」というが、それによって神経質になり、パニック発作を繰り返すようになることもある。

また、発作を人に見られると恥ずかしいと感じることで広場恐怖症を発症することもある。広場恐怖症とは、公共の場など逃げ場のない場所や状況に行くことを不安に感じる障害である。そうすると家からひとりで出かけることや公共の乗り物に乗ること、混雑している場所に行くことを恐れて避けるようになり、家にこもりがちになる。

社会恐怖症は、大勢の前で恥をかくなど社交場面で否定的な評価を受けることや、他人に辱められることに強い不安を感じることを症状とする。恐怖があまりにも強くなると、不安がかきたてられるような場所や状況は避けるといった行為が出てきて、仕事や人間関係などの社会生活に支障が出ることもある。

全般性不安障害の主な症状は、6ヶ月以上の長期にわたる過剰な心配と不安である。何か1つのことに不安があるというよりも、焦点の定まらないような不安が特徴である。毎日いらいらする、緊張する、気が散漫である、慢性的に疲れている、気分が消沈するなど様々な症状がある。筋肉の緊張や睡眠障害やめまい、動悸などの身体症状が伴う場合もある。

2001年、マクミランらは、15~64歳までの男女7016名を被験者として集め、面接とアンケートによって不安障害、大うつ病性障害、アルコール乱用・依存症、違法薬乱用・依存症、反社会的行動の5つの疾患と、子どもの頃の性的虐待、身体的虐待の履歴を調査した。その結果、女性、男性の両方で、身体的虐待の経験と不安障害に強い関連が見られた。また女性被験者では性的虐待の経験と不安障害の関連も見られた。

1999年、ヤマモトらは、18~21歳までの男女119人を集め、児童虐待の実態と児童虐待がうつ病と不安障害に及ぼす影響を調べた。児童虐待に関しては、「精神的にほったらかしにされた」「脅されたことがある」「恥をかかされたことがある」「ひっぱたかれた」「殴られた」「物でたたかれた」「やけどを負わされた」の計7項目が質問された。その結果、過去に父親から他人の前で恥をかかされたり、殴られたり、物で叩かれたりしたことが1年に何回かある青年期の男子は、生涯における全般性不安症の発症率が高いことがわかった。女子では、児童虐待と不安障害の関連性は見つからなかった。

ブリーアとラムゼーは、女子大学生を対象に、性的虐待の経験者と虐待経験のない者を比べたアンケート調査を行った。その結果子ども時代に性的虐待を受けたことのない学生に比べて、虐待経験のある学生は不安の症状が強かった。

また、2003年、ギブらは、精神科の外来患者を対象に、性的、身体的、または精神的虐待の経験が不安症やうつ病にどう関係するかを調べた。その結果、性的虐待の被害者は不安症とうつ病の診断をほぼ同じ割合で保有していることがわかった。身体的虐待の被害者は、うつ病よりも不安症の症状の割合が高いが、診断では、うつ病も不安症もその割合において変わりはなかった。さらに、精神的虐待の被害者は、不安症よりもうつ病の症状を多く保有し、うつ病と診断される割合が多いことがわかった。

こうした研究は基準や調査方法などが異なるため、必ずしも同じ結果を示しているわけではないが、虐待が不安障害になんらかの影響を及ぼしていることを一貫して示している。

3　心的外傷後ストレス障害（PTSD）

心的外傷後ストレス障害（PTSD）とは、精神的に非常に辛い出来事を体験した後、しばらく経ってもその経験やそれに関係する事に対して強い反応を示す障害である。精神的に辛い出来事とは、震災などの自然災害、火事、事故、暴力、犯罪などを実際に体験したり目撃したりすることだが、実際には何がPTSDを引き起こすか、何を強い反応と感じるかには個人差があり、一概に定義することはできない。

DSM-5では、PTSDの主な症状は、侵入（再体験）、回避、認知と気分の陰性の変化、覚醒度と反応の著しい変化の4つとされている。

侵入は、外傷の原因となった出来事をフラッシュバックや悪夢を通して再体験し、その想起刺激によって心理的苦痛を感じたり、身体生理反応を起こしたりすることである。

回避は、トラウマ体験に関連する記憶、思考、感情、それらに関連する人、場所、物を回避することである。

認知と気分の陰性の変化は、トラウマ体験に関連する記憶を失ったり、持続的に陰性の感情（怒り、恐怖、罪悪感、恥など）を持ったり、感覚や感情が麻痺して人を避けたり、物事への興味や関心を失ったりすることである。

覚醒度と反応の著しい変化は、いらいらし、自己破壊的な行為をしたり、過度に警戒したり、驚愕反応を示したり、睡眠障害に陥ったりすることである。

ＰＴＳＤの症状が表れる時期も様々である。ストレスとなる出来事を経験してから、数週間で発症することもあれば、何年も経ってから初めて症状が表れることもある。このような場合、その症状がその体験に結びついていることすら気付かないこともある。

２００５年に起きた兵庫県尼崎市のＪＲ福知山線脱線事故では、その後ＪＲ西日本は負傷者の他、負傷しなかった乗客や遺族についてもＰＴＳＤとして補償対象とすることがニュースになった。日本社会でもＰＴＳＤが認識されてきたことの表れであろう。

また、２０１１年の東日本大震災の後、実際に震災を体験した人だけではなく、救援者やテレビで被災地の映像を長時間見た人もＰＴＳＤを発症していることがわかった。特に編集前の映像を見たテレビ局のスタッフに、ＰＴＳＤを発症した人が多かったそうだ。当時は、ネット上で「実際には辛い体験をしている人もいるのに、テレビを見ただけで気分が悪くなるなどというのは不謹慎だ」などと発言する人もいて話題になったが、過去にアメリカで起きた同時多発テロの映像でも多くの人がPTSDを発症したことからもわかるように、映像を見るだけでPTSDを発症する例はそう珍しいことではない。現在のテレビは画像が鮮明で画面も大きく、あまりにも生々しいので、こころに傷を負うことも考えられる。特に、子どもには特別の注意を払う必要があろう。フィクションとノンフィクションの違いがわからず、映画の暴力シーンや手術などのシーンなどを現実と捉えて、トラウマを持ってしまうことも十分に考えられる。子どもに映像を見せる際には、映像の中身と鑑賞時間を大人がきちんと判断する必要がある。

PTSDを発症させるのは、大きな災害や犯罪だけではない。子どもの身体、精神に傷を残す児童虐待も、PTSDの主な要因のひとつである。

性的虐待を受けたことがある者は、ない者に比べ大うつ病性障害とPTSDを併発する率が高いことが報告されている。また、性的または身体的虐待を受けた子どものうち、PTSDと診断された者はされていない者に比べて、大うつ病性障害、気分変調性障害、全般性不安障害、恐慌性障害、そして特定恐怖症を併発する可能性が高くなっている。

ウィドムは、虐待またはネグレクトを受けたことのある者は無い者に比べて、PTSDの発病率が高いことを報告している。この研究では、なんらかの虐待を受けた経験のある人と無い人が生涯のうちにPTSDと診断を受けた率を比較した。それによると、虐待の経験が無い比較群の20・4％に対し、虐待経験者では30・9％であった。つまり、1・75倍も高くPTSDを発症するということになる。PTSDと診断されたことがある者の虐待内容別をみると、性的虐待が37・5％、身体的虐待が32・7％、ネグレクトが30・6%であった。性的虐待や身体的虐待では、直接的な身体的脅威に直面し、生命の危険が脅かされるので、PTSDを発症するのも当然であろう。生きるために必要な食事や衣服、住居、医療などを与えられないネグレクトも、やはり生命を脅かすためにPTSDを発症するのではないかと推定できる。

虐待の中でも、特に、性的虐待を受けたときに、性交渉や、強迫や暴力が伴うと、後にPTSDを発症する率が高くなると見られる。また、同等の性的虐待を受けた場合、男子に比べ、女子の方がPTSDを発症する率が高いようである。そして、性的虐待も心的虐待も、虐待を受けている期間が長くなれば長くなるほど、PTSDを患う可能性は高くなると考えられている。

わたしの診療経験の中では、心理的虐待を受けた人や両親のDVを目撃した人も、高い確率でPTSDを発症している。日常的に親から、侮辱、非難、中傷、批判、過小評価、などの言葉による虐待を受けたことにより、極度に失敗することや叱られることを恐れるようになり、フラッシュバックやパニックに悩まされている患者さんはたくさんいる。ある患者さんは、物ごころついたときから、母親から名前で呼ばれたことがなく、代わりに「ゴミ」と呼ばれていた。彼女が強いPTSDに悩まされていたことは言うまでも無い。

4 解離性障害

解離とは、自覚のある精神状態と切り離された状態が、何らかの形で出てくることである。たとえば、授業中や会議中、ぼーっとしていて、質問に答えられなかったという経験は誰にでもあろう。勉強中にまったく別のことを考えていた、読書中に同じ行を何度も読んでいた、運転していてふと気付いたら目的地に着いていた…。解離とは、誰もが経験する現象である。事故のショックでところどころ場面が思い出せないとか、不幸に直面した人がめまいを起こして気を失ったなども珍しいことではなく、正常の範囲だ。

しかし、精神が解離された状態のせいで重要な個人の記憶がなくなる、個人の身元を急に忘れて新しいアイデンティティとともに旅をする、または、２つ以上のアイデンティティが現れるなどとなると、それは精神疾患とみなされる。

解離性障害には、様々な症状がある。解離性健忘は、過去の一時期の記憶、或いは全ての生活史の記憶を失ってしまう症状である。全生活史の記憶を失ったまま、全く別の場所で別の人間として生活を始めてしまうと、解離性とん走と呼ばれる。

もっとも重度のものが、解離性同一性障害である。昔は多重人格と呼ばれたもので、複数の人格が同一人に存在し、その複数の人格が交代でその人の行動を支配するものである。

連続強姦強盗事件で逮捕されたビリー・ミリガンという男性のことを聞いたことがあるかもしれない。アメリカで、多重人格者として注目され、その後ダニエル・キイスが小説化したことにより日本でも有名になった。

解離性障害は、幼児期や児童期に受けた強い精神的ストレスと関係していると言われる。その中心となるのが児童虐待である。前述のビリー・ミリガンも、幼い頃に身体的虐待や性的虐待を受けたことが影響して解離性同一性障害を発症したと考えられている。

子ども時代に性的虐待を受けたことのある大人に、解離の傾向が強いと言われている。1998年、ビエールとランツらは、性的虐待経験者とそうでない女子大生を対象として解離傾向についてのアンケートを行った。それによると、性的虐待を受けたことのある者の方が、急性または慢性の解離の傾向が強いことがわかった。特に、性的虐待を受けた人たちの中でも、加害者の人数が多くなるほど、解離の傾向も高くなるとみられている。とくに、4人以上の加害者に虐待をされた経験があると、解離の傾向も極度に高くなると報告されている。

チュウらは、精神病院に入院している18～60歳の女性患者に対して面接と解離経験に関するアンケート（Dissociative experience scale）を行って、子ども時代の虐待の記憶を調査し、性的虐待、身体的虐待、DVの目撃など、虐待の要素が解離と健忘にどう関わってくるかを調べた。性的虐待の経験、身体的虐待の経験、DVの目撃の経験の全てが、解離体験に関するアンケートにおいて、トラウマ経験（虐待体験）の健忘部分（トラウマ経験を記憶にとどめない）の点数の高さと関連していることがわかった。性的虐待と身体的虐待の両方を経験した者では、虐待の始まった年齢が低いほど虐待体験の健忘の程度がひどく、しかも解離体験のアンケート全般の点数が高かった。さらに、子ども時代に性的虐待を何度も継続的に体験した者は、ときどき経験した者や全く経験のない者に比べて、解離体験に関するアンケートの点数が著しく高いことがわかった。

ただし、これらの研究が指標にしているのは、アンケート調査による解離や健忘の「傾向」であり、臨床的な解離性障害の診断基準に沿った診断を下しているわけではない。また、虐待などの精神的な苦痛を味わったものに解離・健忘の傾向が強くなることはわかっているものの、虐待が解離性障害という精神疾患をどういうメカニズムで引き起こすかは、まだはっきりとはわかっていない。

5　境界性パーソナリティ障害

虐待の影響でもっとも厄介な精神症状の一つが、感情のコントロールがうまくできず、気分が変わりやすいことを特徴とする「境界性パーソナリティ障害」である。主な症状の機軸となるものは、不安定な思考や感情、行動と、それに伴うコミュニケーション障害である。それが、衝動的行動、二極思考、対人関係の障害、自己同一性障害、薬物やアルコール依存、DV、摂食障害や、自傷行為や自殺企図などの自己破壊行為などに現れる。

衝動的行動としてはギャンブルや買い物で多額の浪費をする、誰とでも性的関係を持つ、怒りを爆発させやすい、などが挙げられる。

二極思考では、考えや行動が極端になり、白か黒でしか判断しなくなる。例えば、最初は尊敬して偶像視していた人に何かの拍子に裏切られたと感じたり幻滅させられたりすると、今度は一変して激しく中傷するといった行動に出る。

対人関係の障害としては、些細なことで怒り出したり、かまってほしいなどの理由でうそを重ねるなど、周囲から見捨てられることを極度に恐れる、思い込みが激しすぎる、感情と行動が不安定であるなどによって対人関係がうまくいかないなどが挙げられる。

自己同一性障害とは、安定した自分の像を持つことができないことを言う。自分がどんな人かという感覚が確立していないために、他人から影響を受けすぎたり、他人と自分の区別がうまくできなかったりして、判断や行動に問題が生じる。

境界性パーソナリティ障害の原因のひとつとして、幼いころの養育環境が考えられている。見捨てられたり愛情を奪われた経験をしたり、安定した愛着関係が結べなかったことによって、正しい安定した自己が築けないことであるという。

これまでの研究報告で、性的虐待、身体的虐待、DVなどの経験者は境界性パーソナリティ障害を発症しやすいことがわかっている。一般に虐待を受けた人は、乳幼児期に自己の存在を否定され続け、自己肯定感が築けなかったために、他人と安定した関係が築けない、虚偽感にさいなまれる、自己アイデンティティを保てないなどのトラブルを抱えることになり、それから逃れようとして衝動的な行動に走ったり、自分に害をなす行為をしたりするのではないかと考えられている。

6　物質関連障害および嗜好性障害群

物質関連障害および嗜好性障害群の中でも、特に注目すべきは物質の乱用や依存である。物質というのは、アルコール、ニコチン、カフェインの他に、処方箋薬である鎮静剤催眠薬、抗不安薬、日本では使用が禁止されている大麻、コカイン、アンフェタミン（いわゆる覚せい剤）などを指す。もっとも深刻なものが依存である。依存とは、これらの物質の使用によって精神的、社会的、身体的に重大な問題が引き起こされているにもかかわらず、その物質の使用がやめられない状態のことである。

ウェクスラーらは、地域のメンタルヘルスセンターで外来の治療を受けている様々な精神疾患の診断を持つ953名を対象に、性的虐待または身体的虐待と主な精神疾患との関連を調べた。その結果、女性被験者では、虐待された経験のある者の方がない者に比べてアルコール乱用の症状がある割合が高いことがわかった。ただし、男性被験者ではその傾向は見られなかった。

一方、マクミランらが地域の15歳〜64歳までの男女あわせて7016人の被験者を募った研究では、性的虐待、身体的虐待経験のある女性はない女性に比べて不法薬物の乱用と依存の割合が高かった。また、性的虐待の経験のある男性は、比較群（性的虐待の経験がない男性）に比べて不法薬物の乱用と依存の割合が高かった。

また、ロバーツらは、25〜34歳の女性480名を対象に、子ども時代の被虐待歴と現在の薬物常用癖との関連を調べた。この研究では、アディクション・セヴィリティー・インデックス（ASI）とよばれるアルコール使用、薬物使用、家族関係などの7つの分野に関して評価をする面接と、2つのアンケート調査が使われた。その結果、性的虐待経験者は、経験の無い女性に比べて、アルコールと薬物使用による問題を抱えている割合が高いことがわかった。また、性的虐待の経験者は、過去にアルコール乱用か薬物乱用の治療を受けている頻度が高いことがわかった。

これらの研究から、アルコール乱用と虐待経験には深い関係があることがわかる。ただし、逆の因果関係も考慮に入れなければならない。つまり、アルコールが虐待を引き起こすということだ。例えば、父親が酩酊すると母親に暴力を振るうといった傾向も見られる。またアルコール依存性は遺伝的、環境的に家庭内で引き継がれる。しかし、それらを考慮に入れた上でも、虐待がアルコールや薬物の依存を引き起こしていると考えられている。

7　非社会性パーソナリティ障害

DSM-5で定義された人格障害の1つに、非社会性パーソナリティ障害がある。サイコパスともよばれる。法律などの規範を軽視し、人に対して不誠実で無責任、簡単に騙したり嘘をついたり、衝動的に攻撃したり行動したりする。詐欺や恐喝でお金を儲けようとする、人や店のものを勝手に盗む、違法薬物を売買するなどが挙げられる。さらにはそういった行動に反省の色もないのが特徴である。18歳以上であること、15歳以前から行為障害を患っていたことが診断に含まれる。非社会性パーソナリティ障害の人は、トラブルを起こしやすく、アルコール依存性、薬物依存性、性的倒錯、その他の犯罪などを起こしやすい傾向があるとされている。

マクミランらの研究では、子ども時代の虐待と素行障害や非社会性パーソナリティ障害を含む反社会的行為には強い関連があると報告している。この傾向は男性と女性の両方に共通しているが、女性の場合は特に性的虐待経験との関連が際立っている。これらの研究も示しているとおり、虐待の被害は虐待を受けた個人の身体やこころにとどまるものではない。社会全体に影響を及ぼすものであることを認識すべきである。

8章＊脳の役割と発達

虐待はこころに大きな傷を与え、時として精神疾患と深く関わっていることを述べてきた。それでは、こころとはどこにあるのだろうか？　こころが痛む…というとき、通常人は手を胸のところに置く。恐怖の感情が湧き起こると心臓がドキドキし、過度に緊張すると胃が痛む。しかし、実際こころがあるのは胸ではない。心臓がどきどきしたり、胃が痛くなるのは、こころの動きによって脳のホルモンが分泌され、心臓や胃などの臓器に影響を与えるからである。つまり、こころは脳にあると考えるのが妥当であろう。

虐待はこころに傷を与える…こころの傷と言うと、目に見えない、実態のよくわからないものだと考えられてきた。しかし、もしかしたら、こころとは、脳のどこかであり、脳を調べれば、その傷がはっきりと目に見えるものになるのではないだろうか？

こうして始まったのが、虐待を受けた人の脳を調べてその傷跡を探す研究である。その傷跡は思いもかけないところに見つかったのであるが、その話の前に、ここでは脳について理解を深めていただきたい。脳についてある程度ご存知の方は、飛ばしてもらってもかまわない章である。

脳は非常に複雑である。1つの領域がいくつもの機能を兼ね、また1つの機能にはいくつもの領域が関与している。脳のある部分が傷つくと、他の部分がその役割を引き継ぐこともある。個人差は当然のことながら、状況によっても変化し、まだわかっていない部分も多い一筋縄ではいかない臓器である。この章では、虐待に特に関係する部分を中心に、できるだけ簡単に単純化して紹介したい。

1　主な脳領域の役割

脳は、大きく分けると、大脳、小脳、脳幹で構成されている。(図1) 脊椎動物の脳はどの種でもほとんど同じ基本構造をしているが、この3つの脳の大きさの割合が異なる。魚類・両生類・爬虫類では脳幹が大部分を占めているのに対して、鳥類や哺乳類では、小脳と大脳が発達している。特に霊長類では、大脳の中でも新皮質が発達して大きくなっている。

一番下にある脳幹 (図2) は、延髄と橋、中脳と間脳を合わせたもので、脊椎に直接つながり、大脳や小脳からの神経伝達

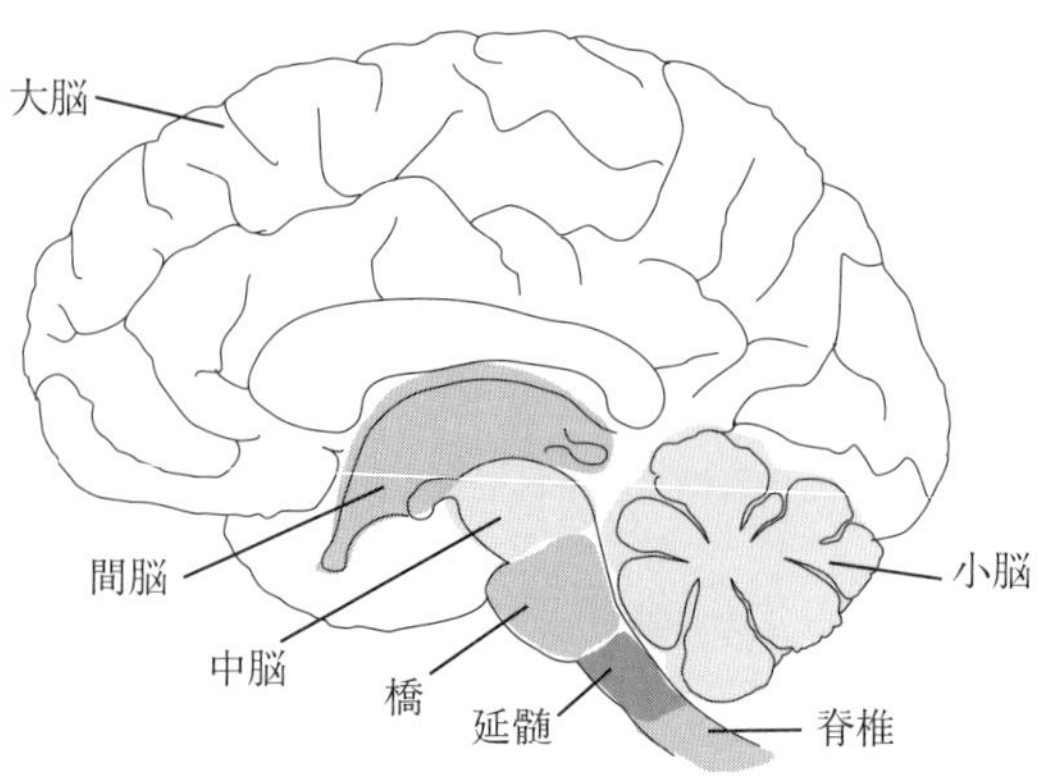

図1　主な脳領域

を中継しているほか、思考や行動を司る大脳の活動を制御しており、その大脳の休息のための睡眠にも大きく関わる。しかし、何よりも大切なのは、呼吸・血液・体温・食欲など本能的な行動を司っていることである。そのため、脳幹にダメージを受けると生命が危機に晒されることになる。

小脳（図3）は、後頭部と首との間にある。小脳は非常に多くの神経細胞が集まり、知覚や運動機能の統合を司っている。小脳は、手足の滑らかな動きや身体のバランスを取るための筋肉の無意識の動きをコントロールしている。また、平衡、筋緊張、随意筋運動の調節も行っている。小脳が損傷を受けると運動や平衡感覚に異常をきたす。

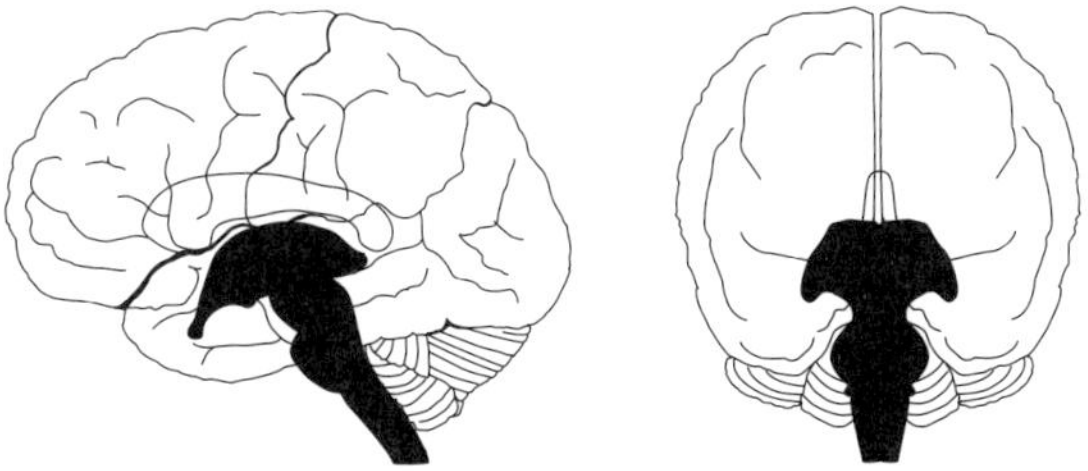

図2　脳幹

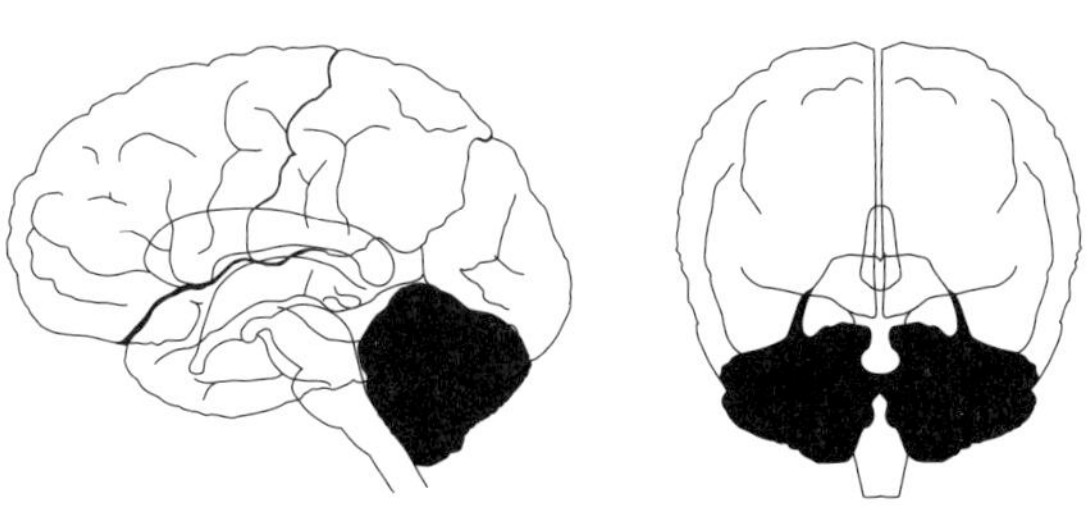

図3　小脳

大脳（図4）は、人間の脳の中でもっとも大きく、発達している。思考や感情や言葉や記憶などに大きな役割を果たす。人間が生物の中で特に発達した知能を持つのは、この大脳が発達しているためだといわれている。

大脳は大きく分けると、表層の灰白質の大脳皮質、その下にある神経線維の束である白質、間脳の周囲の大脳中心部にある神経細胞の集まりである大脳基底核の3つに分かれる。

大脳皮質は、大きく分けると進化的に新しい部分である新皮質と旧皮質と古皮質の3つに分かれる。その旧皮質と古皮質などをあわせて大脳辺縁系と呼ばれる。

新皮質は、動物に共通のいわゆる本能を司る大脳辺縁系をカバーするよう

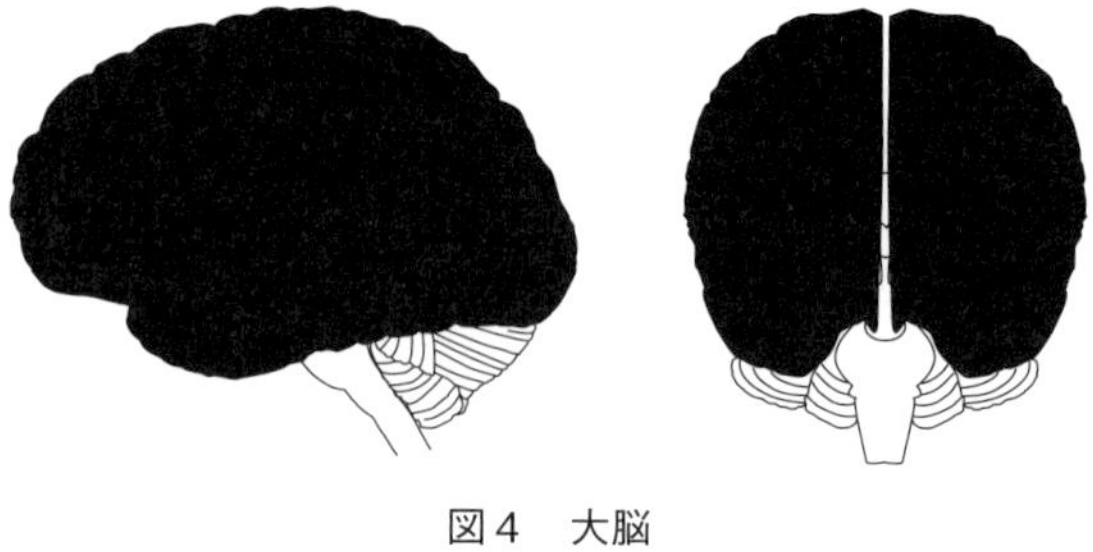

図4　大脳

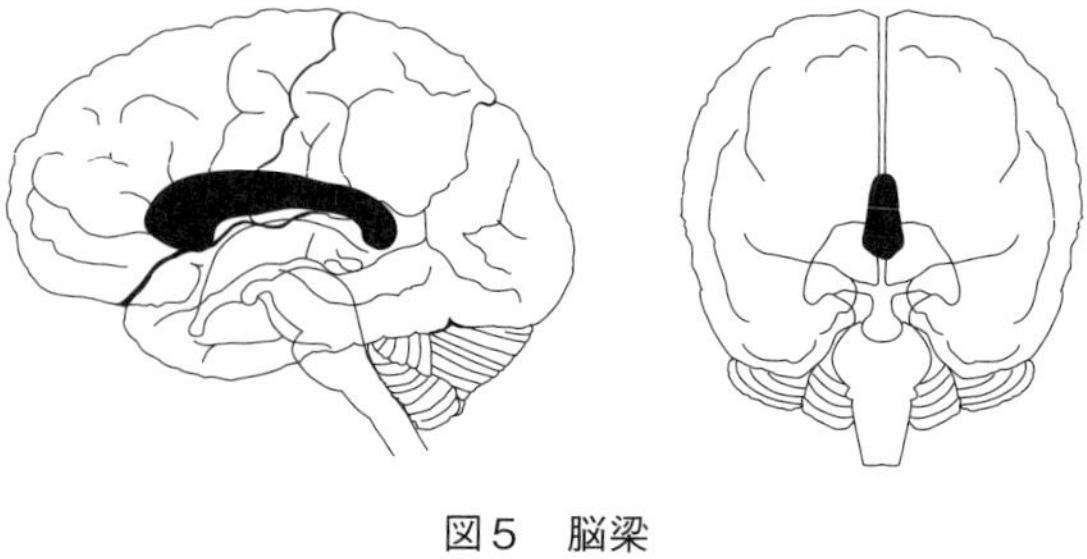

図5　脳梁

に囲んでいる。

他の動物と比較すると極端に発達したこの大脳が、ヒトを特徴づけるものとされている。右半球と左半球の２つに分かれていて、脳梁という大脳半球間の連絡を担う線維で繋がっている（図５）。

右半球と左半球では機能が大きく異なる。一般的に言語中枢がある方を優位半球、無い方を劣位半球というが、通常は右利きの人の99％は左半球が優位半球である。（大半の左利きの人の優位半球は右であろうと考えるだろうが、面白いことに、左利きの半数以上の人の優位半球は左である。）優位半球は言語、計算能力に関係し、劣位半球は空間的能力、音楽的な能力に関与していると言われている。ただし、よく言われるように、左半球が理論的、右半球が感覚を主に司っていて、左脳が優位な人は理論的、右脳が優位な人は感情的というのは少し飛躍しすぎである。理論的な作業には左脳が特に活発に活動し、音楽を聴いている時は右脳が特に活発に活動しているのだが、どちらの時も両方が活動し、脳梁を通して互いに連絡しあっているのである。

脳梁の役割を示す、スペリーという医師とガザニガという心理学者による非常に有名な実験がある。

１９６０年ごろ、てんかんを持つ患者の脳梁を切り離すことによっててんかん発作の猛威を減らすという手術が盛んに行われていた。てんかんは、神経細胞が異常に興奮して電気信号が脳内をかけまわることで起こる。電気信号が左右の脳を繰り返し伝播することで痙攣などの発作を引き起こすので、脳梁を切り離せばてんかんの発作を抑えることができるのではないかと考えられたのであった。

実際、脳梁を切り離すとてんかんの発作は抑えられた。しかも患者は日常生活に特に不都合無くすごしているようだった。しかし、それでは脳梁は何のためにあるのか？　脳梁を切り離した影響が無いはずがないだろう、と考えて始まったのが次の実験である。

まず、分離脳を持つ患者の右視野（両目の左半分）と左視野（両目の右半分）に、それぞれ文字や画像が提示された。すると、脳梁を切り離された分離脳の患者は、右視野にある画像が何かは答えられたが、左視野に提示された画像が何かを答えることができなかった。これは、左視野に入った情報は脳の右半球のみに伝えられ、右視野に入った情報は脳の左半球にのみに伝えられるからである。言語を司っているのが左脳であるため、左視野からの情報は左脳には伝わらず、言語にすることができなかったのだ。

ところが、目をつぶって左手で見たものの絵を書くように指示されると、正しく絵を書くことができた。左視野から入った情報は、右脳にはきちんと伝わって処理され、右脳から左手に絵を描く指示が適切にされたということである。

この実験で、脳梁は左半球と右半球の連絡を取るという重要な役割をしていることがわかる。左右の情報は脳梁を通して右半球と左半球で共有されているため、脳梁が切断されると、半球同士の連絡が取れなくなり、それぞれが得た情報を別の半球

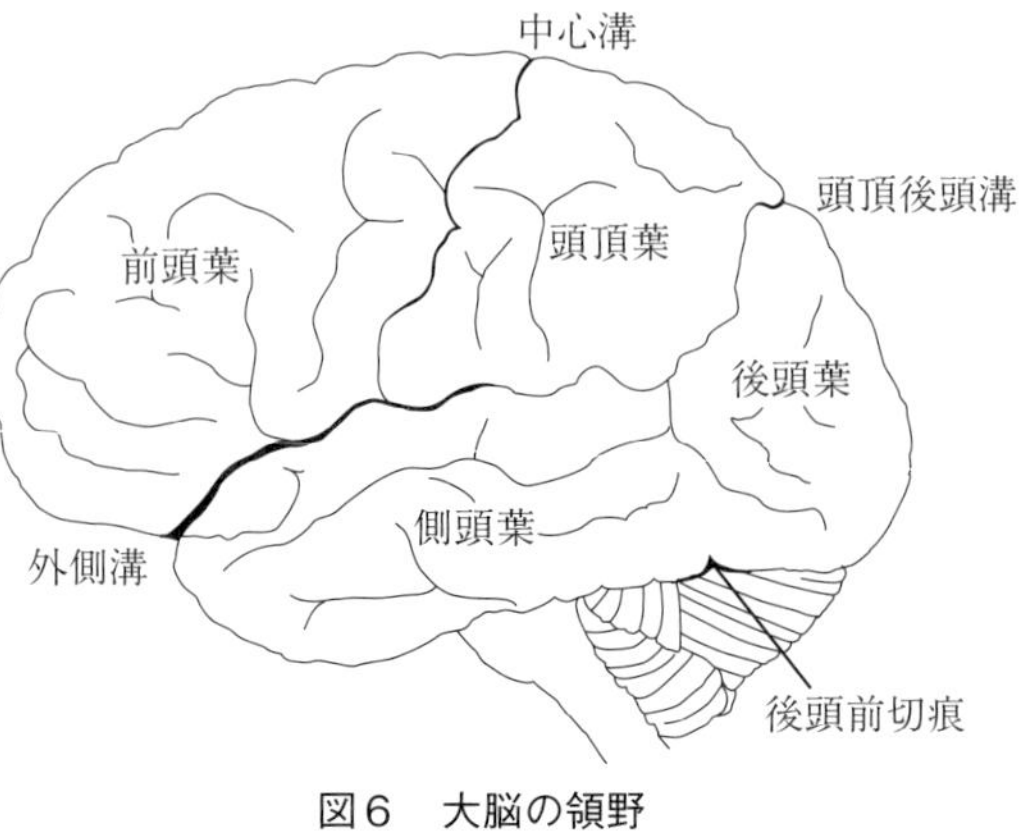

図６　大脳の領野

に伝えることができなくなるのだ。

大脳を解剖学的に見ると、前頭葉、側頭葉、後頭葉、頭頂葉などに分かれる（図6）。前頭葉は大脳の前部に位置する。機能上、運動野、前運動野、前頭眼野、ブローカ野、前頭連合野の各部に分けられる。優位半球の前頭葉前半部は、思考、自発性（やる気）、感情、性格、理性などの中心である。この部分に損傷を受けると、性的行動や攻撃行動の増加を示すことがある。子どもから大人への成長の過程で前頭葉が発達していく。成長につれて幼稚さがなくなり、思慮深くなるのは、前頭葉の発達によるものなのだ。前頭葉の発達は成人になってからも続くという説もある。

頭頂葉には、触圧覚や皮膚感覚などの判断に関与する体性感覚野、空間認識に関与する頭頂連合野、味覚野がある。側頭野には、聴覚野、聴覚野や視覚連合野から送られている情報を処理する側頭連合野、言語理解に関与するウェルニッケ野がある。後頭葉には視覚野、視覚連合野がある。

大脳辺縁系は、側頭葉の内側に存在する。大脳辺縁系の中で、特に重要な領域が、基本的な欲求や動機の調節に特化している視床下部、記憶に特化している海馬、情動的な学習や反応に特化している扁桃体である。相互に連結した細胞核の集まりで、個体の生命維持と種族維持に関する重要な中核として働き、情動や記憶をコントロールしている。生き延びるために、外界がいかに安全か？　または危険か？　などを判断する役割をになうため、行動や感情に深く関与している。

大脳辺縁系に損傷を受けた場合、部位によって様々な症状が出る。攻撃的になる部位、おとなしくなる部位、性行動の異常を示す部位などがあることがわかっている。

海馬は、言語記憶や情動記憶を作成し、思い出すことに関与すると考えられている。特に強い情動のバイアスがかかっている出来事の記憶に重要な領域と言われる。視覚、聴覚、体性感覚、味覚などといった情報は、大脳皮質連合野で処理された後、海馬の傍にある海馬傍回、嗅内野といった皮質領域を経由して海馬に入ってくる。

扁桃体は記憶の情動成分（例えば恐怖条件付けや攻撃反応に関係する感情）を作り出すことに関わっており、外からの情報に快・不快などの本能的な感情での価値判断をすると言われている。目から入った情報の通り道である視床のすぐ下に位置し、視床を通って流れてくる未処理の情報の中から、危険と結びついたパターンに反応する。以前に恐怖を感じたパターンを見つけると、体に非常警報を発令する。自律神経にも関与し、心臓血管、呼吸、消化器系の動きを修飾していることが動物実験で示されている。だから、ホラー映画で犯人が近づいて来るシーンを見ていたら、作り物とわかっているのに冷や汗が出て、心臓がばくばく言い始めるのだ。また、扁桃体の神経細胞が異常発火すると脳波異常に結びつきやすいといわれている。強い精神的ストレスにより扁桃体の細胞レベルでの異常興奮が一度起こると、小さな電気的刺激を長時間受け続けるような電気発火という現象が起こり、実際の行動や脳波上でもてんかん性反応が起こりやすくなるといわれている。

2　ヒトの脳の発達

脳は、胎児期から成人期、老年期に至るまで、発達しながら大きく変化していく。まず、ニューロン（神経細胞）はおおよそ胎児期に生まれ、誕生時には大人と同じ約１４０億ものニューロンが出来上がっている。従来、大人の大脳新皮質ではニューロンが増えることはないと言われてきたが、数年前に、大人になっても細胞が増えるという研究結果が発表され、現在も論争は続いている。

ニューロンが発生すると、皮質の定まった位置まで移動する（遊走）。目的の場所に到達すると、軸索や樹状突起を伸展させて他のニューロンと接続する。このニューロン間で情報を伝達するための接続部がシナプスである。遅くとも2歳頃までにシナプスが劇的に形成される。

しかしあまりにも過剰なシナプス形成が行われるため、脳代謝に負荷がかかるようになる。その結果エネルギーの消耗が激しくなり、むしろ神経伝達の効率が低下するリスクが生じてくる。これに対応するかのように、生後1年目から思春期、さらには若年成人の頃まで、不要なシナプスを削除する「刈り込み」という作業が行われる。これによって神経伝達の効率が向上するようになる。

ニューロンはグリア細胞に取り囲まれているが、このグリア細胞はニューロンに栄養を送る他、ミエリン鞘の構成要素となる。ミエリン鞘はニューロンを包み込んで保護するほか、一種の絶縁体としての役割を持っており、この髄鞘形成によって神経細胞同士のやりとりが効率化されると考えられている。このシナプスの刈り込みの時期は脳の部位によって差があり、例えば前頭葉灰白質ではこの刈り込みがほかの部位よりも遅いが、大体成人までに刈り込みは完了する。シナプスの刈り込みによってヒトの脳が社会に適応した形になっていくと考えられている。

脳は非常に複雑でわかっていないことが多く、さらに様々な解釈がある。現在の常識と考えられていることも明日になれば覆ってしまうかもしれない。今できないことが明日はできるかもしれない。未知の部分が大きいということは、残された可能性も大きいということだ。研究の余地がまだまだ残されたすばらしいミステリーの世界なのだ。わたしは、虐待という救いの少ない研究をしている中で、暗い気持ちになってしまうことも多いのだが、特に脳の可塑性・弾力性を信じて、研究を続けている。

9章＊精神疾患と脳の画像診断

1　いろいろな画像診断技術

さて、前章で脳の機能や構造、発達について簡単に説明したが、近年技術の進化によって、脳の構造や機能が外から撮影できるようになった。

エックス線を使って体を切らず骨を撮影することができるようになったのは今から120年前のこと。エックス線という放射線が皮膚や筋肉などは通過しやすく、骨や組織などは通過しにくいことを使った技術であることはご存知であろう。

この技術をさらに進化させたものがＣＴ（コンピュータ断層撮影。英語でComputed Tomography）である。人体に様々な角度からエックス線を当て、水平方向に輪切りにした断面画像をコンピュータ上に展開する技術、およびそれに使用する装置のことである。ＣＴでは、骨は白く、水は黒く、脳はその中間のさまざまな濃さの灰色に見える。そのため、脳のしわまで形がわかるほか、出血や腫瘍などの病気もわかる。とくに、脳出血などの出血を伴う病気は非常にわかりやすく、威力を発揮する。

CTは非常に優れた技術であるが、放射線を使用するため、少量の被曝があり、繰り返し使うことができない。それに対し磁場を使用して放射線を使わないために非侵襲性（危害が無い）であるとして注目されてきたのが、MRIである。

MRIとは、Magnetite Resonance Imaging（機能的磁気共鳴画像法）の略で、神経活動に伴う血液代謝をMR信号値の変化としてとらえることによって脳機能を調べる手法である。エックス線の代わりに磁力を使うため、被曝はしない。撮像法の設定しだいで、脳の形態や構造を調べるための構造画像、神経活動に伴う血液代謝を調べるための機能画像など、目的に合わせた画像を取得することができる。

MRIは被曝の心配が無いため繰り返し取得することができるという長所がある反面、欠点もある。強力な磁場を使うため、ペースメーカーなどの金属が体内に入っている人には使えない。金属を持ち込むと飛来して刺さるなどの事故を招く可能性があり、機器がある部屋に入る前には入念な確認が必要となる。また、装置が狭く、騒音が大きいので、閉所恐怖症の人や子どもに対しての使用が難しい。そしてなにより、設備が大掛かりで費用がかかるために、使用できる施設が限られている。

このほかにも脳画像診断法には、体内に注入した放射性同位元素の分布状況を断層画面で見るSPECT（Single photon emission computed tomography（単一光子放射断層撮影）の略）や、放射線を出す検査薬を注射し、その薬が発する放射線を検出して画像化するPET（Positron Emission Tomography（陽電子放射断層撮影）の略）や、脳内にわずかに発生する磁場変化をとらえて脳の機能を解析するMEG（Magneto-Encephalo-Graphy（脳磁図記録）の略）などがある。それぞれに長所や短所、向き不向きがある。たとえば、SPECTは脳血流や代謝を見ることができるため、特に脳血管障害や心疾患の診断に有効である。PE

Tは、ブドウ糖に似た糖が含まれた検査薬の取り込み具合によって細胞の代謝、つまり働きの具合を見るため、正常細胞に比べて3～8倍のブドウ糖を取り込むという性質があるがん細胞の発見の手がかりになる。MEGは、脳内でシナプス同士が情報を伝達するために発生した電流によって発生する磁場を記録するため、主に神経細胞内で異常電気活動を起こすてんかんの診断や、脳腫瘍の手術前評価に有用である。それぞれの目的に合わせて手段を選ぶことができるようになったのは、技術のすばらしい発展である。

わたしの研究室では、幸いにも大学病院のMRIが使用できるため、fMRI（機能的MRI）を多く研究に使用している。fMRIは、MRIを利用して脳の活動を視覚化する手法である。特定の課題を行っている際に機能画像を取得し、課題遂行に関連する脳領域を同定する。たとえば、映像を見ていて点が表示されると指をタップするという課題をしているときのfMRIを撮像するとする。指をタップする瞬間に、活動した脳部位が指タップに関与していると考えられる。

こうした脳画像の技術は、どちらかというと主に、脳の中に腫瘍、梗塞などの異常が無いかを調べたり、疾病の形態や変化を確認するために使用されてきた。しかし近年、精神医学の世界でも、脳を解析することによって精神疾患のバイオマーカーを見つけようという研究が盛んに進められている。ここでは、精神疾患についての脳画像研究をご紹介する。これらは、特定の精神疾患の患者の脳画像を解析した結果わかってきたことであり、虐待と直接は関係があるわけではない。ただ、虐待経験がこれらの精神疾患の発症率を上げていることから、虐待が脳に及ぼす影響を調べる上での手がかりとなるものである。

2 PTSD患者の脳画像解析

PTSD患者の脳画像解析については、大きく2種類の研究がある。被虐待児でPTSDを発症した小児を対象とした研究と、過去の虐待を含む様々な経験によって発症した成人を対象とした研究である。

ピッツバーグ大学のデ・ベリスは、虐待に関連してPTSDを発症した小児期と青年期の患者のMRI画像を比較した結果、認知行動や社会的行動の調節に関わるとされる前頭前野や、非言語的聴覚刺激（音楽など）に関わるとされる右の側頭葉、そして脳梁のボリュームが減少していることを発見した。一方、音や音声言語処理を担う部分を含む上側頭回のボリュームが増加していた。通常は言語野のある左側の容積の方が大きいのだが、その左右差が消失していた。また、共感や情動に関わるとされる帯状回前部の神経細胞密度が減少していることもわかった。

スタンフォード大学のカリオンは、PTSDを発症した被虐待児では前頭葉の左右差が消失することを報告し、PTSDの結果として前頭葉部の異常が存在することを強く主張した。

2000年以降のPTSD成人患者を対象とした研究では、内側前頭前野と扁桃体は、一方の活性が高いと他方の活性が低いという相反関係にあることが示唆されている。扁桃体は恐怖条件付け反応を司っており、内側前頭前野は恐怖の消去に関与する。これについては、動物実験で大変興味深い結果がある。

ラットに電気刺激を与えると、ショックを受け、固まって動けなくなってしまうのだが、電気刺激と同時に通常では恐怖を与えないような何か中立的な刺激を与えることを繰り返すと、その中立的な刺激だけでもフリージング反応（動けずに固まること）が起こってしまう。例えば電気刺激と共に決まった音をラットに聞かせることを繰り返すと、そのうちその音を聞いただけでラットはフリージング反応を起こすようになる。これは、危険と関係したパターンを発見して危険から身を守るための扁桃体の働きである。しかし、一旦この恐怖条件付けが成立しても次に無条件刺激を伴わない条件刺激のみを繰り返すと、この恐怖反応は消去される。上記のラットの場合では、電気刺激を同時に与えずに音だけを鳴らすことを繰り返すとフリージング反応は消滅し、音を聞いても恐怖を示さなくなる。

これと同様のことが、前頭前野皮質の刺激でも起こったという。恐怖条件付けが成立しているラットの前頭前野皮質に刺激を与えると、音刺激に対する恐怖反応が消失したというのだ。これは、前頭前野が恐怖反応の消失に関与していることを示唆している。つまり、ＰＴＳＤの症状が、恐怖やトラウマの消去がうまくできていないことだとすれば、内側前頭前野の機能不全が一次的原因となっているという可能性もあるということを示している。

３　うつ病患者の脳画像解析

うつ病には単極性（いわゆるうつ病と言われるもの）、双極性（いわゆる躁うつと言われるもの）、遅発性（いわゆる老人性うつと言われるもの）などのタイプがあり、脳画像解析についてもそのタイプ別にいろいろな報告がある。

健常者に比べて、重症のうつ病患者では、前頭前野（帯状回前部、脳梁膝下野、眼窩前頭皮質、直回など）

のボリューム減少や代謝低下が認められるという報告がある。前頭前野が損傷すると、無感情、意欲の欠如、無為、無気力など、うつ病の中核症状と類似した症状が見られる。そのため、前頭前野の一時的な機能障害が起こり、前頭葉と辺縁系などとの機能統合が障害される結果、うつ病の症状が出現するのではないか、また前頭葉による扁桃体の制御の欠如が躁病の原因ではないかと考えられているが、まだまだ正確なメカニズムはわかっていない。

老人性うつ病では、健常者に比べて眼窩前頭皮質の容積が少なかったという報告がある。ただし、容積が少なくなることがうつ病発症の原因の一つとなったのか、それともうつ病を発症したことが原因となって脳のその部位の容積が減少したのかという点についてはまだ明確にはなっていない。ただ、前頭葉がうつ病になんらかの関与をしていることは確かであろう。

ＰＥＴを用いたうつ病患者を対象とした研究では、左扁桃体における血流の増加が報告されている。既述のように扁桃体は感情の制御に深く関わっているので、扁桃体の機能異常がうつ病と深く関わっていると推定されている。

また、再発性うつ病患者や遅発性（老人性）うつ病患者のＭＲＩによる検討では、海馬の容積が減少していることがわかった。慢性うつ病や過度のストレスで視床下部－下垂体－副腎軸（ＨＰＡ軸）が異常に活性化され、ストレスホルモン（コルチゾル）が過剰に分泌されるために、高濃度のコルチゾルが海馬の神経を障害するのではないかと考えられている。

4　境界性パーソナリティ障害患者の脳画像解析

性的虐待、身体的虐待、ＤＶなどの経験者が発症しやすいといわれる境界性パーソナリティ障害は多方面にわたる雑多な病態を含んでいるため、脳の異常に関しても様々な報告があるが、特に顕著なのが、海馬や扁桃体の容積減少である。

ドイツのギレド病院のドリーゼンらは、21名の境界性パーソナリティ障害女性患者を対象にＭＲＩを検討し、海馬が16％、扁桃体が８％、容積が減少していることを報告した。

またドイツのフライブルグ大学のラシュも、20名の境界性パーソナリティ障害女性患者では、左の扁桃体の容積が減少していたと報告した。扁桃体は、恐怖の対象に対して攻撃するか逃避するかの二者選択をするために反応して、脳内の主要な領域に緊急信号を送っており、感情にも大きな役割を果たしている。この扁桃体の異常が、境界性パーソナリティ障害でみられるさまざまな症状を生み出している可能性もある。

5　解離性障害患者の脳画像解析

多重人格ともいわれる解離性障害患者についての脳画像研究はまだ多くはなく、いまだ解明されていないことが多い。しかし、解離性障害の患者がつらい記憶のイメージを連想した場合、前頭前野や感覚を統合する領域を中心とした広範な脳代謝の変化が起きたり、大脳辺縁系への抑制がかかったりするという。また、恐怖感情がもたらされるとされるＨＰＡ軸の機能調節異常に深く関わっている可能性が高い。さらに解離性障害では、つらい記憶を思い出させたときに違った別々の領域が同時に働いていることがわかった。これは、１つの脳に２つ以上の自我が存在することの現れではないかという意見もある。内側前頭前野とその後方部を中心とした領域に、自我を統合する役割がある。その領域がなんらかの関与をしている可能性もある。

10章＊虐待経験者の脳画像研究

最近まで心理学者たちは、児童虐待の被害者は社会心理的発達が抑制され、精神防御システムが肥大するために、大人になってからも自己敗北感を抱きやすいのだと考えていた。精神的・社会的に十分に発達しないまま、「傷ついた子ども」に成長してしまうというのだ。だから、その傷ついた「ソフトウェア」は、治療すれば再プログラムすることができると考えた。つまり、前述のトラウマを引き起こす3つの要因――生物学的要因・心理学的要因・社会的環境――の中の、心理学的要因と社会的環境を修復すればよい。周りの環境（社会的環境）を整え、どのように物事を捉え考えるかという認知の方法（心理学的要因）を改善すれば、完治するはずだ。

しかし、マクリーン病院発達生物学的精神科学教室とハーバード大学精神科学教室のタイチャーは、共同研究をしていく中で、それだけではまだ足りないのではないかと考え始めた。

子どもの脳は身体的な経験を通して発達していく。この重要な時期（感受性期）に虐待を受けると、厳しいストレスの衝撃が脳の構造自体に影響を与える。それは、ソフトウェアだけの問題ではない。いわば、ハードウェア自体、つまり脳（生物学的要因）に傷を残すのではないだろうか。

実際、近年の脳画像診断法の発達によって、児童虐待は発達過程にある脳自体の機能や精神構造に永続的なダメージが与えるということがわかってきた。特に大脳辺縁系、特に海馬に変化がみられることは、動物実験からも多くの報告があった。

1　てんかん

1980年代、タイチャーは虐待が脳に変化を起こすことに関して仮説を立て、調べ始めた。当時、タイチャーは境界性パーソナリティ障害を診ていた。精神疾患の中でも難しく、虐待との関係が深いといわれる疾患である。彼は、患者が虐待を受けたことで大脳辺縁系の発達がうまくいかなかったのではないかと考えはじめた。

子ども時代に虐待を受けると扁桃体が過剰に興奮するようになり、多量のストレスホルモン（コルチゾル）が分泌される。ストレスホルモンは、海馬の発達にダメージを与える。つまり、虐待によるトラウマがストレスホルモンや神経伝達物質の変化を促し、大脳辺縁系や前頭葉などの脆弱かつ出生後も発達し続ける脳の領域に変化を起こすのではないか。これが彼の立てた仮説であった。

まず、タイチャーは、虐待経験のある精神疾患患者には側頭葉てんかんのさまざまな症状が認められることが多いことに着目した。

側頭葉てんかんの発作は、複雑部分発作と呼ばれる。気づかないうちに口をペチャペチャさせたり、手をモゾモゾさせたりするなど一見意味のある行動を取る自動症や、記憶障害、性格変化、妄想や幻覚といった精神症状などの症状が表れる。

発作が起こる前には、こみあげるような不快感、気が遠くなる感覚、恐怖感などの前兆があるという患者が多い。こうした前兆があれば、これから発作が起こることを予期することもできる。しかし、発作の前兆がまったく無いケースもある。その上、発作の内容をまったく記憶していないということもある。こうした場合には、発作が予期できないばかりか、発作が起こったことすら自覚していないということになる。

近年、このてんかんが原因となる交通事故が話題となったのでご存知の人も多いだろう。本人は発作が起こることを予期できないために事故を回避することができない。さらには、発作前後の記憶が無いために事故を起こしたことすら覚えておらず、そのまま家に帰ってしまっていたというケースもあるという。

一般的に、側頭葉てんかん患者では、海馬や扁桃体の機能に障害が出ると報告されている。側頭葉てんかんの発作時には、脳の海馬や扁桃体で電気信号の嵐が起きる。そして、けいれん、しびれ、めまい、突然の打診痛、紅潮、吐き気、など様々な症状が起こる。いろいろなタイプの幻覚や妄想を生じ、既視感や身体遊離を経験する人も多い。

タイチャーは、１９８４年、子ども時代に受けた虐待と辺縁系の機能障害の関係を調査するために、患者が側頭葉てんかんのような症状を経験した頻度を調べる質問紙を考案した。身体的異常、感覚的異常、行動異常、記憶に関する症状を含む33項目の質問に答えてもらうことによって大脳辺縁系の障害の程度を評価しようとしたのである。

できあがったアンケートを使って、成人精神科外来患者２５３名を調査した。そのうちの約半数は子ども時代に身体的、精神的虐待を受けた経験があると申告していた。

虐待を受けた経験がある患者と残り半数の虐待を受けていない患者との側頭葉てんかん発作症状の平均スコアを比較すると、身体的虐待を受けた人（性的虐待は受けていない）は38％高く、性的虐待を受けた人（身体的虐待は受けていない）人は１１３％も高かった。つまり、身体的、または性的虐待を受けた人は、受けたことのない人に比べて大脳辺縁系障害の程度が大きいことを示していた。

タイチャーの研究以外にも、被虐待経験者とてんかんに似た発作には関係があるという報告はある。虐待が偽性てんかんを発症させるリスク因子の一つなのではないかと考える研究者もいる。偽性てんかんと は、心因性のてんかんに似た発作で、抑うつ・不安症状などがその素因となる。偽性てんかんの患者の脳波では、てんかんに見られるような脳波異常が見られないのが一般的であるが、脳に神経学的な異常が起こっている可能性もある。

虐待経験者の多くに脳波異常やけいれんの既往があることが報告されているほか、偽性てんかんと診断された患者の非常に多くが、身体的または性的虐待の経験を持っているというのである。

2 脳波異常

また、被虐待児では、脳波にも異常が認められることがわかってきた。タイチャーは、児童精神科入院患者を対象に調査を行った。虐待の既往と共に、ＭＲＩやＣＴスキャンなどの画像診断、脳波・脳電図などの神経生理学的検査、神経学的診察所見、神経心理学的検査の結果を調査した。すると、神経学的異常が明らかな11例を除く104名（平均年齢13歳）の患者の54％に、脳波の異常が見られた。これは、虐待の既往を持たない患者の27％に比べると、かなり高頻度である。特に深刻な身体的虐待や性的虐待を受けた人では、72％に脳波の異常が見られた。

ほとんどの脳波異常の部位は前頭側頭部と頭蓋前半部であった。この領域の異常は、虐待のない比較群の19％に対して被虐待群では47％に見られ、実に2倍以上も高いという結果であった。驚くべきことは、この脳波の異常が左半球だけで、右半球には見られなかったということである（被験者は全て右利きであった）。

この研究はアメリカで行われたものだが、日本国内で行われた追試でも同様の結果が現れていることから、この結果は人種差などには関係ないと考えられる。

3　海馬

脳の領域の中で、ストレスともっとも深く関与していると考えられる領域が海馬である。MRIを使った研究で、子どもの頃に虐待を受けたPTSDの患者では、特に左半球の海馬が小さくなっていることがわかった。

1997年エール大学（現在はエモリー大学に在籍）のブレムナーは、PTSDに苦しむ虐待経験者の左の海馬は、健康な人に比べて平均12％小さく、またそれは小児期の虐待を受けた期間が長ければ長いほどサイズが小さかったと報告した。しかし、右の海馬のサイズは正常であった。

カリフォルニア大学サンディエゴ校のスタインは、子ども時代に頻回な性的虐待を受け、PTSDや解離性障害に陥った21人の女性を調べた結果、左側の海馬に異常があり、解離性障害の症状が重いほど、左の海馬のサイズが小さかったと報告した。この報告でも、やはり右側の海馬はそれほど影響を受けていなかった。

ただし、ドイツのドリーセンらの研究では、児童虐待を受けた境界性人格障害の成人女性では海馬が正常サイズよりも16％、扁桃体が８％小さいと報告したが、海馬のサイズの左右差は認められなかったという。

子どもを対象とした研究はまだまだ少ないが、ピッツバーグ大学のデ・ベリスらは、１９９９年、幼児期に虐待を受けてPTSDに苦しむ44人の子どもたちと比較のための虐待を受けていない61人の子どもの脳をMRIで調べた。しかし、海馬サイズに明らかな差は見つからなかった。また、９例のPTSD患者を２年以上経過観察したが、海馬サイズの変化は認められなかった。

２００１年のスタンフォード大学カリオンによる7～14歳のPTSDに苦しむ被虐待児24人に関する研究でも、やはり海馬サイズに明らかな差は認められなかった。

なぜ、子どもを対象とした研究では海馬のサイズに差が見られなかったのだろうか？　その答えは、ラットを使った研究で説明できるかもしれない。

マクリーン病院のアンダーセンは、ラットを使って、ストレスが海馬のシナプス形成にどのようなダメージを与えているのかを調査した。ストレス群のラットは、生後２日から20日まで、毎日４時間母ラットから引き離されることでストレスを与えられた。すると、生後60日経ったところで、ストレス群のラットのシナプス濃度は、母ラットから隔離されなかった対照群に比べて、約半分に減少していた。このことは、子ども時代の精神的ストレスが、シナプス形成と髄鞘形成という脳の発達に重要な2つの要素に影響を与えることを示している。

また、生後60日というのは、ラットでは成人早期にあたる。つまり、海馬への影響は少し遅れて出現する可能性があるということだ。ストレスが加えられることですぐに何かが起こるわけではなく、海馬へのダメージはじわじわとゆっくり出現するのではなかろうか。その影響が目に見える形になるのには時間がかかるため、子ども時代にはまだ確認することができず、虐待を受けた患者が成長するまでは、はっきりとした解剖的な差が現れなかったと考えられるのだ。

実際、海馬の感受性期（もっとも影響を受けやすい時期）の研究によると、3～5歳頃の幼児期に受けた虐待が海馬のサイズに最も影響を与えることがわかっている。その次に、15歳を過ぎた頃の虐待の影響が大きい。であるとすれば、幼児期から青年期に受けた虐待は、非常にゆっくりと海馬に影響を与え、それが形となって表れるのは思春期後なのかもしれない。

なぜ海馬がこのように変化するのか。その原因として、ストレスホルモンであるコルチゾルが知られている。ほとんどの神経細胞は、ヒトがこの世に生まれてくる前の胎児の間に完成している。しかし、海馬は発達がゆっくりで、生まれた後も新しい神経細胞が成長し続ける数少ない領域のひとつであると考えられている。また、ほかのどの領域よりもコルチゾルの受容体が高濃度に分布することも特徴のひとつである。

ストレスを受けると、そのダメージから回復するためのホルモンが分泌される。そのホルモンが抗炎症反応をもつ薬として知られている「コルチゾル」だ。コルチゾルは、ステロイドホルモンの一種である。ステロイドは、皮膚病や湿疹などから膠原病・ガンにまで使われる万能薬としても有名である。コルチゾルは、ストレスに反応して分泌され、交感神経を刺激して身体の緊張状態を保ち、脈拍や血圧を上昇させて運動機能を増幅する。また、怪我のときには炎症を抑え、病気のときの免疫作用を抑えて身体のエネルギー消費を抑制するなどして、危機的状態における活動エネルギーを確保するように作用する。

しかし、毒と薬は表裏一体だ。コルチゾルは慢性的かつ多量に分泌されると、脳内に入って神経系の細胞にダメージを与えると言われている。海馬にはコルチゾルの受容体が多くあるために特にダメージを受けやすい。コルチゾルが血中に高い濃度で維持されると海馬の神経細胞が損傷を受けたり死滅したりする。細胞の新生も抑制されると言われている。

このような状態が長期間続くと、MRIでも確かめられるほどの形態的変化が起き、実際に学習や記憶の障害も生じるのではないかとブレムナーは推測している。

4 それ以外の脳領域

海馬以外にも虐待によって形態的変化が起きていると報告されている脳領域がある。

タイチャーのグループの調査では、被虐待群の扁桃体は、対照群よりも平均9・8%小さかった。

PTSDの成人患者では、つらくていやな記憶を思い出させた時にブローカの言語野（左側下前頭回）を中心とした前頭葉部が反応しないことが報告されている。前頭前野は、学習や記憶をつかさどり、古い脳の本能的な判断が暴走しないように常にブレーキをかけているのだが、ＰＴＳＤ患者がそのトラウマの記憶を蘇らせた時、前頭葉による理性的なコントロールがなされにくいと考えられる。

また、計画を立てたり、対立する事項に対処することに関与する領域である前帯状回の代謝異常が起こっている可能性も示唆されている。

スタンフォード大学カリオンは、7～14歳のＰＴＳＤに苦しむ被虐待児24人の脳を調べたところ、海馬サイズに明らかな左右差は認められなかったが、被虐歴を持たない群では右半球の前頭葉が左半球の前頭葉より大きかったのに対し、ＰＴＳＤ患者群ではその左右差が無かった。

5　左半球と右半球のバランス異常と脳梁

さて、先ほどの虐待と辺縁系の機能障害についての調査に話を戻そう。タイチャーがその調査のために脳波を調べたところ、被虐待群においては前頭側頭部と頭蓋前半部の脳波異常が見られたが、その脳波異常はすべて左半球におけるものであり、右半球では見られなかったという話である。

タイチャーのグループは元々、トラウマが辺縁系に影響を及ぼすということをある程度予想していたのであるが、この「虐待が左半球の脳電図異常と強い関係がある」というのは少々意外な発見であった。しかし、それを重要と考え、子ども時代の虐待と左右半球の発達との関係を深く追求することにした。すると、左右半球の成熟パターンに影響があることがわかってきたのである。

タイチャーグループの伊東は、強度の身体的虐待や性的虐待を受けた15名の精神疾患患者（子どもまたは青年）と、年齢・性別をマッチさせた被虐待歴の無い対照群の「脳電図コヒーレンス（配線や回路を明らかにし、脳の微細構造を調べることにより、大脳皮質にある神経回路網での記号伝達の程度を数値で表したもの）」を比較した。

一般に右利きの人では、右半球より左半球の方が発達している。ところが、この研究では、被虐待患者は全員が右利きであるにもかかわらず、左半球、特に左の側頭葉部分の発達が著しく遅れていた。この15名の患者は必ずしも同じ精神疾患を持っていたわけではなかったが、この特徴は全員に共通していた。しかし、右半球の発達の程度は対照群と差がなかった。

なぜ右半球の発達程度は対照群と差が無いのだろうか。大脳の左半球は言語を理解し、表現するのに使われるのに対し、右半球は空間情報の処理や情動、特に否定的な情動の処理や表現を主に行っている。虐待を受けた子どもたちは、つらい思い出を右半球に記憶し、それを思い出すことで右半球を活性化しているのではないかとタイチャーは考えた。

タイチャーと同じ研究室に属するマクリーン病院のシファーは、１９９５年に、つらい記憶に関する実験を行った。記憶を呼び起こしている時に脳のどこが働いているのかをｆＭＲＩを使って調べたのである。

実験では、成人の被虐待経験者と被虐待経験の無い対照群に、楽しくもつらくもない記憶（中立記憶）と子ども時代のつらい記憶を呼び起こしてもらい、脳のどちらの半球が活性化するかを調べた。

まず、対照群では、中立記憶もつらい記憶も左右の半球を同じ程度使っていた。これに対して被虐待経験者は、中立記憶を呼び起こしている時には圧倒的に左半球を使い、つらくていやな記憶を呼び起こす時には右半球を使っていた。つまり、対照群では、反応が両半球間でうまく統合されているのに対し、被虐待経験群では、小児期のトラウマによって左右両半球の統合に不具合が生じたのであろうと考えられる。

そこで注目されたのが脳梁である。脳梁は、2つの半球間で情報をやりとりする、とても重要な回路である。

1997年、マクリーン病院研究チームのアンダーセンは、アメリカ国立精神衛生研究所（現カリフォルニア大学サンディエゴ校）のギードとともに、被虐児と対照群で脳梁に違いがあるかどうかを調べた。対象になったのは、児童精神科病棟に入院した26名の男児と25名の女児である。その中の28名に虐待やネグレクトをされた経験があった。比較のための健常対照群は被虐待歴の無い115名が選ばれた。

その結果、虐待やネグレクトをされた経験のある男児では脳梁の中央部が対照群に比べて明らかに小さいことを発見した。男児では、各脳梁部位のサイズ減少に影響が大きい虐待の種類は、ネグレクトであった。一方、女児では、脳梁中央部のサイズともっとも強い関連があったのは性的虐待であった。

この脳梁の形態学的変化については、ピッツバーグ大学のデ・ベリスも1999年に同様の研究を大規模に行い、同様の結果を得た。

また、エモリー大学のサンチェスによるアカゲザルの研究では、生後2～12ヶ月のアカゲザルの頭部MRIの容積を比較した。一方の群は、親や集団から隔離され、もう一方の群は通常通りに育てられた。すると、全体の脳の容積は両群で差がなかったのに対し、隔離された群では脳梁の後部のサイズが著しく小さくなっていることがわかった。脳梁の容積と認知力（認識能力）には正の相関があった。

11章＊精神トラブルの無い虐待経験者の脳を調べる

これまで紹介してきた研究のどれをとっても、虐待が脳に大きな影響を与えていることがわかる。虐待によって脳は傷つき、ソフトだけではなくハードとしても変化しているのだ。しかし、実際にそうだろうか？　そう簡単に、これが虐待の脳に残した傷跡だと言い切ってしまってよいのだろうか？

実はこれらの研究には、１つ大きな落とし穴がある。

精神面でトラブルを抱えていない虐待経験者だけを対象とした研究がほとんど無いということである。ほとんどの研究では、ＰＴＳＤやうつ病を発症した患者の被虐待歴を調べ、その影響について考察している。それがなぜ落とし穴かというと、この方法では、脳の変化がＰＴＳＤやうつ病の影響なのか、虐待の影響なのかを知ることはできないのだ。もう少し平たく言うと、虐待を受けた人が、ＰＴＳＤを発症し、その結果脳に傷を受けたのだとする。その場合、虐待を受けた人が、結果的に脳にダメージを受けることはわかるが、そのダメージを実際に与えたのがＰＴＳＤなのか、虐待行為そのものなのかがわからないということだ。

その可能性を排除するためには、精神的トラブルがほとんど無い虐待経験者だけを研究するしかない。

こうして、始まったのがわたしたちの研究である。

このプロジェクトは、わたしがアメリカに留学していた2003年に、タイチャーと共に始まった。まず、大学のキャンパスの学生たちに「子どものころの思い出を話して」と協力を呼びかけた。応募してくれたのが554人の学生たち。そのひとりひとりから体験を聞き取り、「子ども時代に性的虐待を受け、他の種類の虐待は受けていない」女子学生23人を選び出した。

それでもまだ数が少なすぎる。さらに、一般市民にも協力を呼びかけた。応募してくれたのは1455人。またまた体験を聞き取る。その中から「親からの暴言を経験し、他の種類の虐待は受けていない」男女21人を、また「深刻な体罰を経験し、他の種類の虐待は受けていない」男女23名をピックアップした。次に、比較するための対象となるグループを選ばなければならない。先ほど選んだ被虐待群と学歴や性別などの環境条件がそろった人たちを選び出した。

実に気の遠くなるような作業であった。全部で2千人の応募者のひとりひとりから、虐待の体験を聞き取っていく。一人あたり3日もかかることもあった。さらに、虐待の詳細を客観的に評価し、スケール化していく。本当のところ、ひどい虐待の話を聞くのは神経の磨り減る、つらい作業であった。

たとえば、ある被験者はこんな話をしてくれた。

小学校の頃の母親の思い出は怒られていることだけだ。毎日のように夜中に親に叱られた。ある晩、いつも以上に母親の怒りが激しく、パジャマのまま外に出された。暗くて怖くて、泣き叫んだが、母親は顔を出してもくれない。こころ細くなり、開けてほしいと懇願しながら必死に窓ガラスを叩いた。すると、ガラスが割れてしまった。彼はパニックになった。ガラスを割ったことでもっと怒られると思ったのだ。

靴も履いていないことにも気づかず、パジャマのままで6キロほど離れた学校まで逃げた。しかし、もちろん深夜の学校には誰もいない。電気もほとんどついていなくて真っ暗だ。落ち着いてくると怖くなってきた。そこから逃げ出してようやく駆け込んだのは、消防署だった。結局、消防署から警察、そして児童保護局にまで通報されて、大騒ぎになった。

感情的になってはいけないと思いつつも、自分の娘がはだしで走っている姿を思い浮かべて、泣きそうになった。こんな話をたくさん聞いていると、自分の気持ちを強く持たないと、感情に飲み込まれそうになる。研究とは本当に地道で根気がいるものだ。

この研究の途中でわたしは帰国することになったのだが、この研究のデータ解析のために毎月のように渡米し、研究を進め、脳の画像のどこにどのような違いが見られるかを調べていった。

実は、これまでの虐待を受けた人の脳画像解析研究から、虐待の影響は海馬や前頭葉に影響する、というのをほとんど当然のように考えていた。そもそもストレスに弱い海馬や、感情に深く関与した前頭葉、そして恐怖に関連する扁桃体が虐待に関係しているのは、理論的に考えても当然のことだ。虐待を受けることで、性格形成や感情に深く関係した前頭葉や海馬や扁桃体が傷つく。その結果、感情のコントロールがうまくできなくなったり、常に警戒態勢スイッチが入ってしまったりと、いろいろな支障が出るのだろう。だから、わたしたちも、海馬や前頭葉に変化があるだろうと予想していたのだった。

こうした研究において、通常、この実験をすればこの結果が表れるという仮説を立てる。前章で、「医師が診察をするときは、状況証拠から可能性を絞る」と書いた。研究もまったく同じで、先行実験の結果や、机上の理論からあたりをつけてから実験を行う。しかし、これまた診察と同じで、まったく予想外の結果を手にすることもあるのだ。

解析を進めていくうちに出てきた結果は、予想していたのとはまったく違っていた。

今になって振り返れば、当然の結果であり、全てが美しく調和して何かを語りかけているようにすら思える。しかし、当時はしばらく信じることができなかった。何度も何度もデータを見直し、解析方法を確認した。それでもやっぱり信じられなくて、いろいろな研究者に相談してみた。しかし、結果は変わらなかった。虐待の影響は、思ってもみなかったところに現れることがわかったのである。

1　性的虐待の影響

被性的虐待群は、子ども時代に性的虐待を受けた女子学生23人。対照群には、両親の収入、職業、学歴など、被験者の脳の発達に影響を及ぼすと考えられる様々な要因がマッチする、全く虐待歴のない女子大生14名が選ばれた。そして、2つの群の脳形態をVBMという手法で比較した。VBMは、voxel-based morphometry の略であり、MRIを使って詳細な形態情報を収集し、得られたデータに対して画像統計解析を行う手法である。

虐待群では、大脳皮質の後頭葉にある左の一次視覚野の容積が著しく小さかった。特に対照群に比べて、左半球の舌状回と下後頭回で、容積が際立って小さかった。

VBMとは別に、フリーサーファー（Free Surfer：大脳表面図に基づく神経画像解析）という解析手法も使って、この子ども時代に性的虐待を受けた女子学生23名と対照群の14名の脳形態の相違を比較した。フリーサーファーはアメリカのマサチューセッツ総合病院で開発された画像解析ソフトであり、大脳皮質の部位の容積、皮質の厚さ、表面積をより詳細に測定することができる。また別の手法では正確に測れない脳内の2点間の距離を、この手法では正しく測定することができる。

フリーサーファーで得られた結果では、性的虐待を受けた群は対照群に比べて、左半球の視覚野の容積が8％も少なかった。特に、視覚野の中でも顔の認知などに関わる「紡錘状回」という場所が、対照群よりも平均18％、距離や顔の認知などに関わるといわれる中後頭回の容積が9・5％も少なかった。右半球の視覚野の容積も5％少なかった。2つの異なる解析結果はどちらも、子ども時代の被性的虐待の経験が視覚野の発達に影響することを指し示していた。

もう1つ、重要な発見があった。視床下部の発達の遅延は、11歳（思春期発来）前までに虐待を受けた人で著しく際立っていた。しかも、11歳以前の性的虐待を受けた期間と左の一次視覚野の容積減少の間には、はっきりとした相関があった。虐待を受けた期間が長ければ長いほど、左の一次視覚野の容積が少なかったのである。

視覚野は、目に映ったものの意味合いを解釈し、対象物が何であるかを認識することに重要な役割を果たす領域である。網膜から入った情報は、視床を経由して視覚野に伝えられる。視覚野の中で最初に情報を受け取るのが一次視覚野である。そこで傾きや線分など単純な視覚特徴が抽出され、その情報は二次視覚野に送られ、そこで処理されて更に高次の視覚野へと送られていく。

物を視るというのは、実はかなり複雑な行動である。目は実際にそこにあるものをそのまま写してその情報を脳に送るのだが、その後、脳がその情報を処理しなければ、物を見ることはできない。たとえば、左目で見たものと右目で見たもののわずかな違いや影などから遠近を知り、立体であることを認識する。ごくわずかな時間の間に見たものの位置がずれることによって、対象物が動いていると認知する。

目は見た情報を写し、それを脳に送るだけであり、その情報を処理するのはすべて脳の働きである。そして、この働きは最初から完成しているわけではなく、ヒトが生まれてから少しずつ発達していくものであり、視覚野の発達には、乳幼児期の視覚的な経験がとても大きな役割を果たしているのだ。

生まれたばかりの子にも大人と同じ目の構造が備わっている。しかし、最初から正しく見えるわけではない。両眼で同時に物を見ることや視力などは繰り返し物を見ることによって発達する。画像を捉える能力は生まれつき持っていても、画像処理機能は学習しなければならない。たくさんの画像処理という経験をして、初めて正しく物を見ることができるようになる。

たとえば、生まれた時から水晶体が濁っている先天性白内障という障害がある。そのまま放置すると視力の発達が妨げられるので、重篤な場合には生後1～2ヶ月の間に手術を受ける必要がある。治療が遅れると視力の回復は望めなくなることもある。生まれつき見る力が弱い弱視や、両眼を正しく使えない斜視なども、放置しておくと矯正できなくなる。レンズだけ矯正してもだめなのだ。乳幼児期に正しい見方を学習し、その時期を過ぎると学習する力が非常に弱くなってしまうからだ。

1981年にノーベル生理学・医学賞を受賞したアメリカの科学者ヒューベルとウィーゼルは、仔猫を使った実験で視覚の発達過程を明らかにした。生後0～3ヶ月ほどの仔猫の片眼を一時的に遮断した後、大人になってから大脳視覚野の神経細胞がどちらの眼に与えた光によく反応するかを調べたのである。すると、視覚野の神経細胞は、遮断した眼には反応しなかった。目の機能は完全に正常であるにもかかわらず、遮断した眼は見えなくなってしまったのだ。

この変化は生後15週を過ぎると起こらなかった。これによって、思春期発来前のある重要な時期までに仔猫が視覚的な刺激を受けることにより脳の神経回路が発達して、正常な視覚野が完成されることがわかった。

これが示しているのは、環境に応じて神経回路が統合され、視覚野が完成されるのは、ある時期に限られており、その前後では神経回路の再構成は起こらないということだ。このとても重要な時期は、感受性期（Sensitive period）と呼ばれるのだが、その時期に適切な視刺激が欠如したり、過剰なストレスを受けたりすると大脳皮質の視覚野の発達に強い影響が現れ、視覚障害をきたすのだという。

ガレーらは、ヒトの一次視覚野のシナプス密度は生後8ヶ月でピークに達し、その後次第にシナプスの密度が減り、11歳頃までに成人レベルまで減少すると報告している。

一次視覚野の感受性期が11歳ごろまでであるという報告と、今回の虐待の視覚野への影響が11歳以前で大きかったという結果には一貫性がある。思春期前の脳の発達時期に重大なトラウマを受けたことによって、患者の一次視覚野に異変があったと考えて間違いないだろう。

それでは、この視覚野の容積減少は、何を意味しているのだろうか？

視覚野はそもそも「目の前のものを見る」だけでなく、ビジュアルな記憶の形成と強くかかわっているのではないかと考えられている。

オランダのアムステルダム大学のスーパーらの最近の研究によると、一次視覚野は、ワーキングメモリに関係するという。

ワーキングメモリとは、外部からの情報を処理可能な状態でしばらく脳の中にとどめておく、高等動物だけに備わったメカニズムだ。ワーキングメモリによって、いろいろな記憶を呼び起こし、過去の情報と照らし合わせて思考することが可能になる。しかし、このワーキングメモリには容量制限がある。安全な状況では様々な情報から次の行動を検討することは生存に有利になるが、危険な状況において様々な思考にのめりこんでしまうのは身の危険を意味する。だからこそ、この制限があるのではないかという考えもある。

もしかすると、被虐待者の視覚野の容積減少は「視覚的なメモリ容量の減少」であるのかもしれない。筆者らは、虐待経験者と対照群の両方に視覚課題による記憶力をテストする課題を行ったが、このテストでは、虐待された経験があるものだけではなく、対照群でも、視覚課題による記憶力のスコアと一次視覚野の容積には強い関連が認められた。

また、右の視覚野はものの全体像をとらえる働きをし、左は細部をとらえる働きをしている。これを調べたglobal-local attentionと呼ばれる視覚認知科学的実験がある。

大きなS（global）が、小さなHやE（local）というアルファベットで構成されている。これによって、細部と全体のどちらかに注意を向けるかの検査をすることができる。様々な研究が、この課題を使用して、右の視覚野は全体像を捕らえるために働き、左の視覚野はlocal（細部）を捉えるために働くことを突き止めている。この課題で言うと、右の視覚野は、左の絵を「S」と捉えるのに対し、左の視覚野は、同じ絵が「H」で構成されていることに注目する。

性的虐待を受けた人の脳で左の視覚野が小さくなっているのは、詳細な画像を見ないですむように、無意識下の適応が行われたのかもしれない。

　また、この場所では、視覚的な感情処理も行われており、いやな出来事が終わっても、それを視覚的に想起するたび活性化すると言われている。だとすると、いやな出来事をたびたび思い出すことを避けるための自衛の手段だろうか。

　最初は、詳細な画像を見ないで済むための無意識下の脳の適応かもしれない、見たくない映像を見ないように適応したのではないだろうかと考えた。

　しかし現在は、もう1つの可能性も考えている。この領域では、視覚的な感情処理も行われている。だから、不快な出来事自体が終わっても、それを視覚的に思い出すたび活性化する。そのため、虐待を受けた人の脳では過剰にこの場所が刺激され、反応した結果なのではないかと考えている。がたがた道を休み無く走った車のタイヤの状態だ。普通の車のタイヤは、舗装された道を、定期的に空気を入れながら走ることが想定されている。そのタイヤで、オフロードレースに参加したら、すぐに磨耗して、パンクしてしまう。それと同様のことが、虐待を受けた人の視覚野に起こったのかもしれない。

　視覚野以外にも、性的虐待の影響が目につく脳の場所があり、その場所は、虐待を受けた年齢によって異なっていた。記憶と情動にかかわる「海馬」は3～5歳の虐待で重大な影響を受け、左右の脳の情報をつなぐ「脳梁」は9～10歳の虐待による影響が大きかった。意思決定を行なう「前頭前野」は14～15歳

左側は大きなS（global）が、小さなH（local）というアルファベットで構成されており、右側は大きなS（global）が、小さなE（local）というアルファベットで構成されているのがわかる。

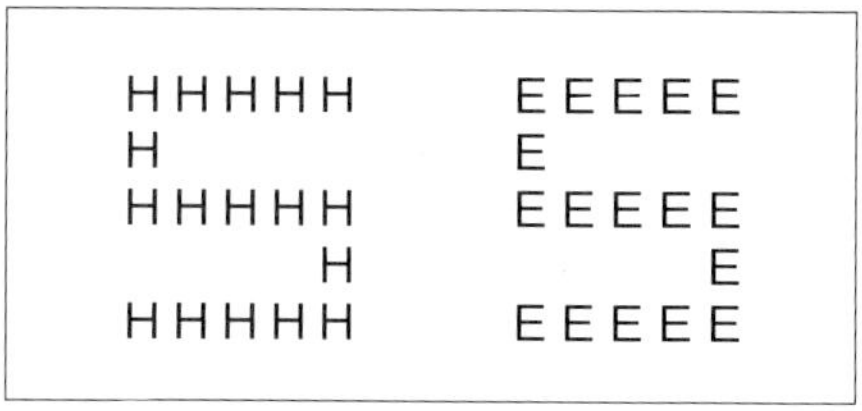

図7　global-local attention の刺激図形例

ごろの虐待による影響が目立つ。

わたしたちの脳は、一度にできあがるのではなく、母親のお腹にいるときから思春期頃まで、時間をかけて育っていく。それぞれの領域には、『育ちざかりの時期』がある。それは同時に、ストレスによる影響を受けやすい『感受性期』でもある。つまり、虐待のようなストレスを受けると、その時期に感受性期である脳の領域に特に大きな影響が現れるのである。

2 バーバル・アビュース（暴言）の影響

身体的虐待や性的虐待の多くは、身体に傷を残す。しかし、暴言はこころが痛むだけで、傷は残らない。そんなふうに思っている人が多いのではないだろうか？

2003年から始まったこの研究で、わたしたちは、ほかの虐待は受けず、バーバル・アビュースのみを受けた人を対象に脳を調べた。

まず、先述の一般市民から広告を通して集められた1455名の中から、小児期に親から暴言虐待を受けたが、その他の虐待（性的虐待や身体的虐待）を受けていないアメリカ人の男女21名（18歳〜25歳）を選び出した。比較するための対照群には、年齢・民族・利き手・学歴・生活環境要因をマッチさせた、虐待歴が無く、精神的トラブルを抱えていない人19名を選んだ。

「親はあなたに大声をあげましたか？」

「親はあなたをののしりましたか?」
「あなたがバカで、ガキのようにふるまっていると親は言いましたか?」
「あなたが無能で無価値だと親は言いましたか?」

18歳以前に親から受けた暴言の程度をスコア化するために使用した質問肢の一部である。全部で15項目の質問を用意し、母親と父親それぞれについて、頻度を答えてもらった。

それから、言葉による虐待を受けた人たちと、対象グループとで、VBM（高解析度fMRIを使った手法）を使って、脳の容積の違いを調べた。

影響が明らかだったのは、大脳皮質の側頭葉にある「聴覚野」だ。中でも左脳の聴覚野の一部である「上側頭回灰白質」の容積は、バーバル・アビュースを受けた群は対照群よりも平均14・1%も多かった。質問によってスコア化された暴言の程度が深刻であるほど、影響は大きかった（図8）。

優位半球（左脳）の上側頭回の後部から角回にかけて聴覚性または聴覚性言語中枢（ウェルニッケ野）があるとされる。その領域は、会話、言語、スピーチなどの言語機能の鍵となる場所でもある。つまり、他人の言葉を理解したり、会話したり、コミュニケーションをつかさどる領域である。

それでは、なぜ、容積が小さいのではなく、大きかったのだろうか?

これには、脳の発達プロセスが関係しているのではないかと考えている。5章のヒトの脳の発達を思い出してほしい。胎児期から誕生あたりまでは脳の神経細胞やシナプスが爆発的に増加するが、ある時期をすぎると茂りすぎた枝の刈り込みが行われる。必要なシナプスは強化され、不必要なシナプスは刈り取られる。

情緒あふれる下町の道路を思い浮かべてほしい。昔の町並みの残った下町の散歩道。細い道が縦横に入り乱れて、あっという間に迷子になってしまう。何度か曲がるとなぜか元いた場所に戻っていたり、行き止まりになってしまったり…。誰も通らない道もあれば、細いのにみんなが通る道もあって、休日に観光客が集まると大渋滞が起こってしまう。

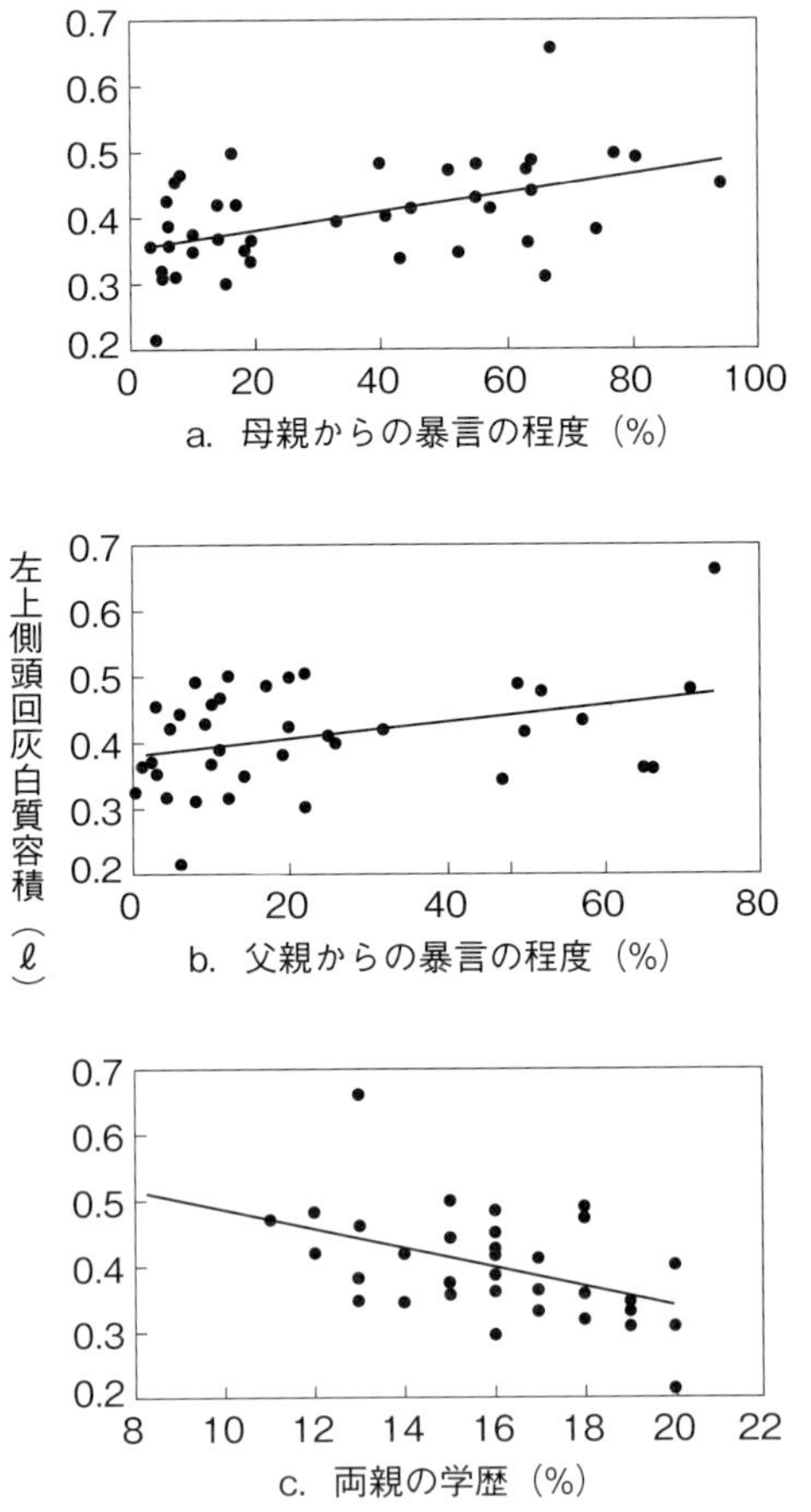

左上側頭回灰白質容積と母親（a）、父親（b）からの暴言の程度（Parental Verbal Abuse Score）および両親の学歴（c）との関連

図８　暴言の程度と上側頭回灰白質の容積との関係

情緒があって散策するのには良いけれど、宅配便を届けるには少々困る。大きな道路に車を停めて、人ごみをかきわけながら目指す家まで走っていくことになる。余分な道をなくし、交通量が多い道は幅を太くして、きれいに整備すれば、よっぽど早く宅配便を届けることができるようになるだろう。

同様に、使用頻度が高いシナプスは太く、使われないシナプスは除去してしまう方が、情報は効率的に伝達されるのだ。

脳の発達の章でも書いたように、シナプスが張り巡らされると、脳の負荷が高くなる。どこかの神経細胞が発火するたびに、それに関するシナプスが大騒ぎするとたまったものではない。必要な情報を必要な場所に届けるのに大きな負担がかかることになる。そのため、今度は刈り込みをすることになる。

脳の発達の初期段階（神経前駆細胞の分裂、増加、適切な場所への移動など）は遺伝子でほとんど決定されるが、発達が次の段階へ進み、ニューロンのネットワークが拡がり始めるとき、ミエリン化やシナプス形成、細胞死などの独特な発達過程は、遺伝子と環境の影響が混在するようになる。つまり脳の発達過程には、遺伝子と環境の相互作用が不可欠である。神経細胞と神経細胞の間にあるシナプスは、刺激を受けると結合が強固になるが、使われないと弱まっていく。つまり、おかれた環境に応じて必要なシナプスが選別されていくということだ。

なぜ、暴言を受けた人の聴覚野は、体積が減少したのではなく、増加したのか。それは、子ども時代に言葉の暴力を繰り返し浴びることによって、刺激を受け続け、シナプスの刈り込みが進まず、込み入った枝葉が茂ったままになった雑木林のような状態になってしまったのではないかと考えている。もしそうだとすれば、人の話を聞きとったり会話したりする際には、その分、よけいな負荷がかかっているのかもしれない。

ちなみにこのような脳の影響が大きいのは、4～12歳の頃に暴言による虐待を受けた場合だった。また、両親の学歴が高いほど、同部の容積はむしろ少ないこともわかっている。

3　体罰（身体的虐待）の影響

小児期に過度の体罰を受けると、素行障害や抑うつをはじめとした精神症状を引き起こすことが知られているが、脳への影響についてはこれまで解明されていなかった。そこで、わたしたちのチームは体罰のみを受けたグループについても、脳の形態画像解析を行った。先述の1455名の中から、4歳から15歳の小児期の間に過度の体罰（頬への平手打ち、ベルト、杖などの物で尻をたたくなどの行為）を継続的（年12回以上、かつ3年以上）に受けた18歳から25歳の精神疾患のないアメリカ人男女23名を選び出した。同時に、対照群として、利き手、年齢、両親の学歴、生活環境要因などをマッチさせた、体罰を受けずに育ち、精神的な疾患を持たない男女22名を選んだ。体罰経験群が体罰を受けた期間は平均8年6ヶ月だった。解析にはVBM（高解析度MRIを使った手法）を用いた。

体罰経験群では、対照群に比べて、前頭前野の一部である「右前頭前野内側部」の容積が平均19・1％少なかった。この領域は、感情や思考を司り、犯罪の抑制力に関わっている。集中力・意思決定・共感などに関わる「右前帯状回」も、16・9％、物事を認知する働きをもつ「左前頭前野背外側部」も14・5％減少していた。

前頭前野は、人格に深く関わる範囲である。1848年に前頭前野の働きを明らかにした、有名なアメリカの事件がある。

鉄道建築技術者の長であったフィニアス・ゲージは、仕事中に事故に遭い、大きな鉄の棒が頭を完全に突き抜けてしまった。左の前頭葉のほとんどが破損したにもかかわらず、奇跡的に生還したのだが、彼の人格は事故前後で完全に変わってしまった。もともとは仲間に慕われる有能で穏健な人格者であったのが、幼稚で無責任で不注意で酒におぼれるようになり、堕落していった。その後の脳研究でしばしば引用されるこの事例は、前頭葉が人格の形成に大きく関わっていることを示している。

また、厳格な体罰を受けた人は、身体から脳の視床を通って大脳皮質の感覚野に痛みを伝える「痛みの伝導路」が、細くなっていることが最近わかった。過度な体罰を受けると、痛みに対して鈍感になるように適応しているのかもしれない。

身体的虐待の脳への影響が最も大きいのは、6~8歳に体験した場合であった。体罰というと、ほとんどの人が身体に残る傷を思い浮かべるに違いない。しかし、実際には、むしろ殴られたり蹴られた痛さよりも、その痛みから逃げられないという苦しみや、大切に扱ってもらえなかった、人としての尊厳を傷つけられたというこころの痛みの方が大きいのかもしれない。身体に受けた傷は（後遺症が残るほどひどいものでない限り）いつか癒えていくが、脳の傷は残る。そしてその傷が成長後にもトラウマ反応をはじめとした、さまざまなトラブルを引き起こしていることを忘れてはいけない。

4　DVを目撃することの影響

DVを目撃することとは、子どもに直接被害が無くとも、子どものこころを深く傷つける。ハーバード大との共同研究で明らかになったことは、その影響を目に見える事実として突きつける内容であった。子ども時代にDVを目撃することによる脳への影響だ。

DVを目撃して育った人は、視覚野（舌状回）の容積が平均6・1％小さかった。その一方で、視覚野の血流が、8・1％多かった。これはつまり、視覚野が過敏・過活動になっていることを示す。中でも11歳～13歳の頃にDVを目撃した人で、こうした影響が際立っていた。

DVには殴る・蹴るなどの身体的暴力だけでなく、罵倒するなど言葉の暴力もある。驚くべきことに、こうした「言葉によるDV」を目撃してきた人の方が、身体的DVを目撃した人より、脳へのダメージが大きかった。具体的には、視覚野の一部で夢や単語の認知に関係する「舌状回」の容積が、身体的DVでは3・2％少なかったのに対して、言葉によるDVでは19・8％も少なかった。実に6倍もの影響を示していた。

別の調査でも、DV目撃の深刻な影響が明らかになっている。アメリカのマクリーン病院において、身体的虐待・精神的虐待とトラウマ反応との関連を調べたタイチャーらの研究において、解離症状をはじめとするトラウマ反応がもっとも重篤なのは、「DV目撃と暴言による虐待」の組み合わせだった。

12章＊癒やされない傷

1　虐待による神経回路への影響

タイチャーらは、虐待を受けて育った人と、そうでない人との、神経回路の違いを調べた。すると、身体感覚の想起にかかわる「楔前部《けつぜんぶ》」（ここには感覚情報をもとにした自分の身体マップがあると言われる）から伸びる神経ネットワークは、虐待を受けた人のほうが非常に密になっていた。同様に、痛み・不快・恐怖などの体験や、食べ物や薬物への衝動にも関係する「前島部」も密になっていた。つまり、こうした情報が伝わりやすい脳になっているということだろう。

一方で、意思決定や共感などの認知機能にかかわる「前帯状回」からの神経回路は、被虐待歴の無い人ではたくさん伸びているのに対し、虐待を受けた人はスカスカの状態であった。

はじめにも記したように、これらの調査は病院で行ったのではなくて、社会で普通に暮らしている人たちを対象としたものである。どの人も、18歳から25歳の調査時点ではＰＴＳＤを発症しているわけではなく、うつ病と診断されているわけでもない。大学に通ったり仕事をしていたりと、一般社会に適応している人たちである。つまり、これらの脳の変化は、疾患や障害の影響で起きた変化ではない。それなのに、トラウマの痕跡が脳に刻まれているのだ。虐待自体がもたらした変化と考えて間違いない。

2　脳の変化はなぜ起きたのか

それでは、このような脳の変化はなぜ起きたのだろうか？

解析結果を見たとき、最初は「ひどい目にあってきたから、脳がこわされてしまった！」と思った。つらい経験がこころを壊し、脳を壊してしまったのだ！

過酷な時代に適応して生き延びるためには、大きな対価を払うこととなる。生物は、その時の生命を維持することを第一優先とする。強い副作用を伴うが効果の高い薬があるとしよう。風邪を引いたときにその薬を飲むだろうか？　ほとんどの人は、少々風邪が長引くとわかっていても、薬は飲まないという選択をするだろう。しかし、命の危険がある病、たとえばガンに冒された場合に使用をためらうだろうか？副作用が伴うことがわかっていても、多くの人がまずは命の維持を最優先するであろう。

脳も同様の選択をする。非常に危険な状態におかれた場合、生存の維持を最優先し、長期的な作用は考慮しない。副作用が強くとも、薬を服用することを選択する。その薬がコルチゾルである。前の章でも述べたが、虐待などをはじめとしたストレスを受けると、そのダメージから回復するためにコルチゾルを分泌する。そして、コルチゾルは非常に優秀な働きをする。実際、人間は一度きりの過酷な体験に対しては高い回復力を持っているといわれる。しかし、虐待のような長く継続して続くストレスには、コルチゾルはむしろ毒となる。長期的に多量に分泌すれば、海馬を破壊してしまうという副作用を伴うのだ。

また、扁桃体が興奮し続けると、キンドリング現象と呼ばれるものが起きる。これは、神経細胞が何度も刺激にさらされることで、少しの刺激でも反応が起きるようになっていくしくみだ。こうして繰り返しストレスを体験することによって、ストレスに弱い脳になっていく。また、このキンドリング現象は、幼い脳ほど起こりやすい。

このような影響はとてもゆっくりで、時間が経ってから現れてくる。

10章でも紹介したが、子どものラットを生後2日から20日目まで毎日4時間、母ラットから隔離するという実験がある。母ラットから隔離されたストレスによって、ラットの海馬の発達が阻害される。しかし、その影響はすぐには出て来ず、ラットが「成人」する頃になって、初めて明らかになる。

つまり、短期的に見れば生きのびるために不可欠な反応が、長期的にはさまざまな困難や不都合を引き起こす。成人してからのアルコール・薬物依存や、うつ病、摂食障害、自傷、自殺企図などの精神的な問題の原因の少なくとも一部は、脳の発達段階で高い負荷がかけられたことであろう。実際、依存症でもうつ病でも、背景にトラウマがあるケースは、そうでないケースに比べて発症年齢が低く、多重の診断が多く、初期治療への反応がよくないのである。

しかし、研究を進めるにしたがって、脳の変化の理由は、このような脳への負荷による傷だけでは無いと考えるようになった。脳の変化は「過酷な状況の中でもなんとか適応して生きてきた、そのあかし」でもあるのではなかろうか。

深刻な虐待を体験した人では、恐怖をつかさどる扁桃体が過活動になる。いってみれば、常に危険に対して警戒態勢にあるということだ。

視覚、聴覚、身体感覚などにかかわる部分が過剰に活動しているのは、外界の刺激に対して敏感になっていることを示す。たとえば、周囲の人間がみんな敵だとしたら？ いつ爆弾が落ちてきてもおかしくない世界だとしたら？ 小さな音に反応し、少しの動きを察知し、空気の変化を敏感に肌で感じ取る……こうした敏感さは、生き残るためにもっとも重要な能力であろう。

逆に、身体的虐待を受けて育った人の「痛みの伝導路」が細くなっているのもうなずける。痛みを感じにくくすることで自分を守ろうとしたのに違いない。

人間のみならず、地球上の生物は、環境の変化に自分自身を適応させることで過酷な世界を生き抜いてきた。魚や爬虫類の中には、環境が苛酷になると生き残りのために性別が変わるものもある。平和な環境から苛酷な環境に変化した時、同じ生活をしていたらすぐに死んでしまう。生物は、今の環境にもっともふさわしい遺伝子だけが勝ち残ることによって現在の環境に適応するように進化してきた。そして、そうやって勝ち残るためには、そもそも「変化に強い」ということこそ、大きな強みである。その時その時の環境にあわせて、それに適した戦術を使うことができれば、どんな環境でも有利に生き残ることができる。

遺伝子とは、身体や脳を完成するための設計図である。しかし、その設計図にはあいまいな部分があり、環境に応じて、その瞬間できるだけ有利になるように建設は行われる。よく家に例えられるのだが、設計図に書かれた情報は、どのぐらいの大きさの家のどこに柱を建て、何階建てにするか、といった簡単なものだ。細部は環境に応じてフレキシブルに対応するようにと書かれている。細かく決めていたところで、常にリソースがあるとは限らないし、環境が違えば有利な性質も変わる。杉の木でできた直径1メートルの柱を建て、雪に強い1メートル四方の小さな窓で……と細部まで書いてある設計図は、ある環境においては非常に有利である。余計なリソースを割かず、間違うこともなく、理想の家が建てられる。しかし、気候が変わり、杉の木が採れなくなったらどうだろう？　その遺伝子はジ・エンド。それに対して、フレキシブルな指示しかない設計図なら、間違いや設計ミスも起こりかねない反面、変化に対応することができる。暑ければ窓を大きく、風通しを良くしようとするだろう。杉が無ければ別の木で代用すればよい。こうやって環境に設計を合わせることで、環境が変わってもその遺伝子は有利に生き残ることができる。

このように、人間の脳や身体も環境に適応するようにできている。

成長後の身長に遺伝が影響を与えるのはよく知られた話であるが、その影響は限られた範囲のことである。栄養や運動、睡眠などその他の環境に大きく左右される。遺伝子によって決まるのはある程度の範囲だけである。身長は、決められた範囲の中で、栄養状態がよければ高く、悪ければ低くなる。通常、母親と父親の身長からおおまかな身長を割り出すことができる。例えば、170センチメートルの父と155センチメートルの母から身長190センチメートルの長身の息子が生まれることはほとんど無い。しかし、175センチぐらいまで成長したり、165センチほどしか伸びなくても驚きはしないだろう。実際、平均身長は戦後に比べて男女共5センチメートル以上高くなっている。これは、栄養状態がよくなったため、身長に割り振る資源が豊富になったことがひとつの要因であろう。

脳についても同様のことが言える。

日本に生まれれば、日本語を聞き、理解し、話すことは生きていくうえで大変重要である。たとえば、日本語を母語とする人は、「H」の発音、つまり「は」と「あ」の区別を簡単に聞き取れるが、フランス語圏の人は、「H」の発音を持たないため、「は」の発音ができず、「あ」と聞き分けるのが難しい。逆に、日本語には「R」と「L」の区別が無いため、日本語を母語とする人には聞き分けが難しいが、フランス語圏や英語圏の人には簡単に聞き分けられる。

赤ちゃんのときにはフランス人も日本人も「H」「R」「L」すべてを聞き分けられるのに、成長と共にその能力を失っていくと言われている。シナプスの刈り取りによって、その環境において不必要な能力は失ってしまうのである。幼児期に「R」と「L」の区別の必要の無い環境に身を置くと、その回路がほとんど使われないために「不要」とされ、捨てられてしまうのだ。もちろん、日本人であっても、英語を頻繁に聞く環境にあったなら、その回路が失われることは無い。必要なところを強化し、不要なものを排除して脳資源を有効に活用するのである。

フランス語や英語と聞くとちょっと残念な気がするが、世界には数百、細かい分類も含めると数千もの言語があることを考えれば、すべての言語のために限られた脳資源を割くことが適応的でないことは明らかである。

つまり、脳は、ある程度生まれた時に遺伝によって形は決まっているものの、その後、環境に適応して変化していくのである。

残念ながら、その変化への適応は、生まれてから死ぬまでずっと起こるわけではない。感受性期と呼ばれるほんの短い期間に集中して起こる。それぞれ脳の部位によって整備の時期は異なるが、主に幼児期が感受性期であり、その後も思春期まで続く。感受性期の終了後も完全に変化が起きないわけではないが、幼児期に比べるとマイナーチェンジと言ってよいレベルのものである。

だとすれば、幼児期に虐待を受けると、虐待の中で生き抜くために特化した脳に整備されるのではないだろうか。

過酷な環境の中で生き残るためには、どんな能力が有利になるだろうか？　いわゆる「闘争か逃亡か？」反応を動員する能力が重要であるのは間違いない。普段から危険に対して高レベルの警戒態勢を敷き、危険を俊敏に察し、躊躇無く挑む。または逃げ出す。簡単に言うと、常におびえ、常に攻撃的であるということだ。

周りが敵ばかりの世の中で家を建てるとしたら、要塞のような家が有利かもしれない。敵の攻撃を防ぐことを第一の目的とする建物である。頑丈な門に厳重な警備。各部屋に警報器を設置する。門には番犬を置き、怪しいものが通ったらすぐにほえて攻撃する。

しかし、この家ではくつろげない。友人を招けない。番犬がだれかれかまわず吠え立て、別の部屋に行くたびに警報器が鳴り響くような家には、誰も寄り付かない。

生物は、自分の命や子孫を残すことを第一優先とするようにできている。そのため、過酷な環境だと、まずは生命を維持することに貴重なリソースのほとんどが使われてしまう。まずは身を守ること、命を守ること。それが確保されなければ、快適さを求める余裕など無い。

もし、危険動物がいっぱいいるジャングルの中で、一人で生きて行くのであれば、生き残る確率を高めるすばらしい適応であろう。しかし、人間は通常生き残るためにそうした戦術は使わない。人間は、生き残るために、個人の戦闘能力を上げるのではなく、集団で助け合うことを選んだ超社会的生物なのである。ひとりひとりが鎧をまとうのではなく、複数の人が身を寄せ合うことによって助け合っていくことを、戦略として選んだのである。

社会性というスキルで武装するという戦略を選んだ結果、一人で戦い身を守らなくても良くなったが、かわりに別の個体とうまくやっていくというスキルが必要となった。他人と助け合うためには、みんなが少しずつ我慢しなければならない。他人がしてくれたことに対してお返ししなければならない。愛してくれる人には愛を返さなければならない。親切にしてもらったら親切にし返さなければならない。相手の欠点には目をつぶり、お互いに少しずつ譲歩しなければならない。

社会性は生まれながらに完全に備わっているものではない。何年もかけて、身につけていくものである。その最初の基礎を教えるのが親であり、家族である。人間は、幼い頃から、他人とうまくやっていく方法を学んでいく。親は子どもに、自分で食物を得たり身を守ったりすることよりも前に、協調性や信頼など、社会生活を送るためのスキルを教えていく。

目が合うと微笑みが返ってくる。泣くとそばに来てくれる。手を伸ばすと抱っこしてくれる。新しいことをすれば褒められる。愛情には愛情が、信頼には信頼が返ってくることが繰り返されるうちに、愛や信頼を受けるための行動が強化されていく。

それなのに、児童虐待の環境は、そのスキルを身につけるための学習をさせてくれない。微笑みかけても無視される。泣いても誰も来ない。何かすると怒られる。愛情を与えても返ってくることはなく、努力は実らない。愛することを学習するどころか、親から受ける悲しみや痛みから逃避するスキルを身につけてしまう。こうしてできあがるのが、敵ばかりの世の中で生き残っていくための脳である。

3　適応と不適応

戦争や災害の後、種の保存の本能によって出生率が上がると言われている。虐待を受けた人もやはり性的な行動が早くから始まる傾向があると言われている。危険に満ちた世界の中を生きのびて、少しでも子孫を残せるように……という適応かもしれない。しかし、短期的には適応的な脳の変化も、長期的には有利とはいえない。

脳に残された傷……厳密に言うと、傷ついているのではなく、まさに環境にうまく適応した、すばらしい脳ともいえるのかもしれない。この結果は、ヒトの脳がどんな環境でもうまく適応して、生き延びる力を持っていることを示している。

しかし、過酷な家庭という狭い世界の中で生きるために作り上げられた脳は、成長後の社会で生きていくには適していない。外の世界では、他人を愛し、人との信頼を築き、うまく距離を持ちながらつきあっていくというスキルが評価され、非常に重要となる。親からそのスキルを学んでいない被虐待者たちは、社会に出てから自分でそのスキルを身につけなければならない。しかし、感受性期を過ぎてからそのスキルを身につけるのはそう簡単なことではなく、大きなストレスがかかる。またそのスキルの不足によって、社会に出てから別のつらい経験をすることも多く、ますます多くのストレスを受けて、負のスパイラルに陥る。こうしたストレスが、多くの精神疾患を生み出すのである。

子ども時代の虐待による脳への影響は、思春期前後になってから現れてくる。ゆっくり時間をかけて環境に適応してきた脳が、感受性期以降に突然違う環境に適応することを求められるのだ。社会に適応して快適に過ごせるようになるには多大な苦労が伴い、長い時間が必要となる。

影響が無いように見える人もいる。同じ環境におかれても、個人の持つ資質、能力、感受性は違うので、現実とかけ離れない範囲で適応した人もいるだろう。

しかし、それでも、影響が無いわけではない。

思い出してほしい。この実験に参加してくれた人たちは、実験を行った時点では少なくとも精神的な問題が無く、普通に生活し、社会に適応していた。それでも、中をのぞいてみると脳にはたくさんの傷が刻まれていることがわかった。彼らはこの見えない傷を一生背負って生きていくことになる。その傷は、虐待の経験が無ければ、背負う必要の無かった傷である。このような傷を負う人を一人でも少なくするためには、早急に対応していかなければならない。

13章＊虐待は受け継がれる

虐待を受けた子は、将来自分が虐待することになる。多くの人が信じているこの言葉は、本当だろうか？　その答えは、そう単純ではない。虐待を受けた人が、必ずしも虐待をするわけではなく、虐待をされた経験が無い人が自分の子を虐待しないというわけでもない。しかし、「虐待が世代を超えて親から子へと受け継がれていく」ことが「多い」というのは、残念ながらイエスである。

1　受け継がれる理由

虐待を行う親の多くが、自らも虐待を受けた経験があることは広く知られている。１９９３年、イギリスのオリバーは、イギリスとアメリカで編集された60以上の研究報告書をもとに、異世代間の児童虐待（いわゆる世代間連鎖）の発生率を予測した。それによると、子ども時代に虐待を受けた被害者が親になると子どもを虐待する傾向が指摘されている。虐待を受けた人が、自分の子どもを虐待する確率は３分の１であった。

虐待を受けて育った人が、どうして自分の子どもを虐待してしまうのだろうか？　つらいと身をもって経験していることを、愛するわが子にしてしまうのか？

その理由ははっきりとはわからないが、考えられる理由は、大きく3つに分けられる。

一つ目は、虐待が起こりやすい環境というのがあり、その環境もまた、親から子へと受け継がれていくことが多いということだ。

たとえば、貧困が虐待の要因の1つであることは否定できない。低収入、失業、借金など生活におけるストレスは、親自身の精神状態に影響する。ストレス発散にかけるお金が無い、目の前に山積みの問題に必死で、子どものことまで頭が回らない。精神的トラブルを抱えていても、医者にかかるだけの時間的精神的な余裕が無い。また、夜に働く、2つ以上の仕事を掛け持ちするなどによって、実質上子どもに関わる時間が少ない。もっと子どもにかまってやりたくても、時間が無い。そうなると、日ごろの子どもの様子を見ていないために、子どもの変化や病気に気づかない。虐待にはひとり親世帯が多い傾向があるのだが、これも助けてくれる人が少なく、経済的にも厳しく、ストレスが高い状況となる要因である。

もちろん、貧困、学歴、結婚歴など、子どもが必ずしも引き継ぐわけではない。しかし、教育を受けていない親が子どもに教育を受けさせることは難しく、低い学歴で高収入の仕事を得るのは難しい。社会的な偏見によって貧困から抜け出すことが難しいというケースもある。遺産や地位は多くが親から子へと受け継がれていく傾向があるのは事実であり、それが虐待の負のスパイラルの要因の一つとなっていることは間違いない。

次に、性質は遺伝するということである。ＡＳＤやＡＤＨＤなどの発達障害、ある種の精神疾患の罹患率、アルコールへの依存度など、親から受け継がれる性質は数多くある。ただ、何度も繰り返しになるが、ここで間違ってほしくないことは、だから加虐者の子は加虐体質を持つということではない。遺伝子は、2人の親のどちらからも引き継ぎ、その組み合わせは無限である。また、持って生まれた性質は、環境によって大きく左右される。同じ遺伝子を持っていても、性質が出現するかどうかは環境次第なのである。

アルコール依存症は遺伝の要素がかなり大きく、身内にアルコール依存症患者がいる人は、依存症になる確率が高いと言われている。しかし、当然ながらその体質を持っている人でも、お酒を飲む習慣が無ければ依存症になることは決して無い。つまり、生化学的な遺伝という意味では、風邪を引いたときに喉にきやすいとか、熱を出しやすいとかと同じぐらいに考えておくと良い。そもそもひどい風邪を引かないように気をつける、風邪を引いたら喉のケアを優先するなど、傾向を知った上での対処努力は報われる。親から引き継ぐ傾向は、逃れられない運命なのではなく、気をつけるべき傾向であると考えるべきだ。

最後の理由は、虐待を受けたことによってこころに傷が残り、その傷がまた次の虐待を引き起こすということだ。虐待を受けると、間違った適応をした脳が出来上がってしまうことは前章で述べたとおりである。愛情を愛情でうまく返せなくなり、人間関係がうまくいかなくなる。そのストレスがさらに、うつ病、人格障害など、さまざまな精神トラブルを引き起こす。そのような障害や病気は、それ自体が虐待者になる危険な要因である。

また、虐待を受けた人は、モデルとなるべき温かい家庭というのを知らないことも多い。自分が子どもを持ったとき、自分の子育て法が良くも悪くも自分の親の方法に似ていることに気がつくというのは、誰しもが経験することであろう。ヒトはヒトの模倣を繰り返して様々なスキルを取得し、成長していく。人間は、非常に脳の発達した生物であり、発達のほとんどを本能ではなく、環境や養育が担っている。それゆえ、子どもは親に頼らざるを得ず、また親も子どもの育て方をどこかから学ばなければならない。そこに正しいモデルが無ければ、正しいモデルを模倣することは難しいのだ。

2　虐待を断ち切る可能性

この点において、もっとも重要なことは、虐待を早期に食い止めることである。愛着障害は、正しい愛着を与えることで改善される。正しい愛着を持つことができれば、次なる精神疾患にかかるリスクを減らすことができる。それは早ければ早いほど効果が高い。

虐待が連鎖することの恐ろしさを書いてきたが、同時に、３分の２の被害者は虐待をしないという事実にも目を向ける必要がある。近年、虐待の連鎖が広く知られるようになって、「虐待を受けたものは必ず虐待者になる」という偏った見方がされることが多くなった。そのような偏見は虐待を受けたもののこころを傷つけ、さらに精神的に追い詰める結果となっている。虐待を受けたものの３分の１が自ら虐待をするという事実は、虐待の根の深さを示し、早期の対応が必要であることを告げている。しかし、虐待を受けたものの大半は虐待をそこで終わりにしているという事実は、逆に、対応次第で虐待を断ち切ることもできるのだということも示している。

14章＊癒やされる傷

さて、これまで虐待で消すことのできない傷跡が残るという暗い面ばかりを述べてきた。虐待を受けることによって脳は間違った適応をし、また過激な活動によってダメージを受けるというのは、変えようの無い事実である。違う前提条件で設計された脳はソフトウェアではなく、ハードウェア自体が違ったものになってしまう。

では、虐待を受けた人は、みんな不幸な人生を歩まなければならないのか？　それはまた別の話である。

1　脳の感受性期と成長

まず、虐待によって間違った適応をして形作られた脳であるが、正しい状況に適応することはないのだろうか？

これまで述べてきたように、脳には感受性期というものがあり、その期間にほとんどの成長は完了する。つまり、確かに脳の大部分は幼少期にほとんどの発達を終えてしまうのだが、その後も思春期ぐらいまで少しずつ成長を続ける。成人を過ぎてもまだまだ成長するという説もある。

幼少時代は基礎工事のようなものだ。その後思春期までに少しずつ建築をして、大体の家ができあがる。基礎工事がもっとも重要であることは言うまでもない。土台がきちんとしていれば、災害などにも耐えうる頑丈な家ができあがる。その後雨が降ろうが風が吹こうが、少々のことでは動じない。しっかりした基礎は、その後の工事を大幅に楽なものにしてくれるし、その後少しぐらいミスがあったとしても、すぐに修復できる。

幼少時代に十分な愛着を築けないというのは、傾いた脆弱な土台を築いてしまうようなものだ。その上に家を建てるのは大変だ。思春期に小さな地震や嵐に遭遇するたびに、どこかしらの修理に追われることになる。脆弱な土台を持つ人が、硬い土台を持つ人よりも不必要に多くの苦労をしなければならないのは確かだ。

とはいえ、思春期が終わっても小さな工事は続けられる。感受性期後の工事は大々的なものではない。使えるリソースも限られてくる。リソースが限られた中で、一度建ててしまった家の間取りを変更するのは簡単ではない。

それでも、柱の数を増やして崩れにくくすることや、床や壁を新しくして頑丈にすることは可能である。傾いた土台をまっすぐにすることはできなくても、階段に手すりをつけて、家具を配置して……。頑強な土台を持つ人に比べれば、費用も手間もストレスも多くなるかもしれないが、住みやすく、崩れにくい家に作り変えていくことは不可能ではない。

他言語の獲得について、もう一度考えてみよう。幼少期に他言語（たとえば英語）に触れると、その環境に応じた脳ができあがる。つまり、たとえばRとLはそもそも違う音と認識する脳ができあがる。しかし、英語に触れない環境で幼少期を過ごすとその能力は刈り取られ、失われてしまう。したがって、幼少期に他国語に触れると苦も無く外国語をマスターできるが、逆に、幼少期に英語に触れなければ、その能力は刈り取られて失われてしまうということを前章で述べた。

しかし、その時期に英語に触れなかったからといって、英語が話せるようにならないというわけではない。確かに、幼少期にバイリンガルと言われる人より多くの努力をする必要はあるかもしれない。大人になってから英語を習得した人は、何年英語圏で暮らしても母語のアクセントが抜けないというのもよく聞く話だ。

それでも。何度も何度も繰り返し聞いていれば、「R」と「L」を聞き分けられるようになる。仮に聞き分けられるようにならなかったとしても、それ以外の能力でカバーできる。例えば、Light（光）とRight（右）が聞き分けられなくても、前後の内容で推測できるようになる。わたし自身、もっと若いときに英語を学びたかった！と思わないでもないが、少なくとも海外生活や研究で困らない程度の英語は身につけている。

同様に、幼児の時期に間違った環境に適応してしまったとしても、その後の環境次第で少しずつ正しい方向に適応し、成長していくことができる。虐待が無くなれば、自然と適応することができる人もいるが、たいていの場合は、周りのサポートや本人の努力の結果として、少しずつもたらされる変化である。

わたしが虐待の脳への影響を調査するためにインタビューした数十人の中には、本当にひどい虐待を受けた経験を持つ人もいた。しかし、彼らの多くは普通に学校や仕事に通い、普通の生活を送っている。

もちろん、彼らの過去が無ければ、もっと幸せな生活を送っていたかもしれない。生活の中に苦労が少なかったかもしれない。しかし、それでも、日々をある程度楽しく過ごしていることは間違いない。

2　脳の回復力

それでは、過酷な状況によって脳が過活動した結果残された傷はどうだろう？　これに関しても、最近の様々な研究が脳の回復力を示唆している。

これまで長い間、脳の細胞は皮膚や消化器などの細胞と違って、壊れたら取り換えがきかない、と言われてきたのだが、研究が進むにつれ、成人の脳でも海馬の近くに「神経幹細胞」が存在し、必要に応じて新しい細胞へと分化していることがわかった。

ごく最近、ドイツでこんな研究結果が報告された。

アルコール依存症の人の脳では、飲酒習慣が長いほど海馬が小さくなっていたが、断酒後わずか2週間で、海馬の神経細胞の増加が確認されたというのだ。こうした神経細胞の新生についての報告は、海外で相次いでいる。現在のところ、海馬以外の場所で神経細胞の新生が起きるという証拠は出ていない。しかし、そもそも神経細胞というのは、どこかが脱落しても、別の場所がその機能をカバーするだけの余裕を持って作られている。つまり、脳のある場所に損傷を受けても、ほかの場所がカバーするために機能自体は失われないということだ。これについても、当然感受性期が関与しており、年齢が早ければ早いほどうまく機能をカバーすることができるが、成人になってからでも回復しないわけではない。

脳はまだまだ、わたしたち研究者にとってもミステリアスな存在だ。数年前までの常識が毎日どんどん書き換えられている。脳の傷も今のところ、完全に治るという証拠は無い。しかし、環境や体験、ものの見方や考え方が変わることで、変化するということがわかってきている。

実際にオランダの研究では、トラウマと関係が深いと言われる「慢性疲労症候群」の人に認知行動療法を行なったところ、9ヵ月で前頭前野の容積が増加したという結果が報告された。

感受性期をとうに過ぎた高齢者でも、脳卒中で動けなくなった人が、リハビリによって機能が回復する例は身近にいくつもある。それはまさに、脳にはまだまだ明らかになっていない可能性があることを示している。

虐待の脳への影響の研究はまだ始まったばかり。今後このような結果を踏まえて、どうすれば虐待経験者を救うことができるのか、先には明るい未来があると信じてわたしは研究を続けている。

15章＊現代社会における育児

児童虐待は、いつの時代でも存在する。しかし、犯罪や事件・事故が減っている現代において児童虐待が減らないどころかむしろ増加の一途をたどっているのは、なぜだろうか。

1　子育ては本能ではない

現代の日本のお母さん、お父さんは大変だ。核家族化が進む中、親に加わるプレッシャーが異常に大きくなってきた。昔は、大家族の中で、祖父母や親戚と一緒に子育てが行われてきたが、現代はほとんどの家庭では両親と子どもだけで暮らしている。今では、両親だけで子育てをする家庭が80％以上を占める。人間にももちろん子育てのための本能は備わっているが、子育ての方法を知っているわけではない。出産もひとりではできないし、母乳さえ、教わらないとうまくあげられない。いつから離乳食を始めて、どうやってオムツをはずすのか……すべては、自分の親やそれ以外の誰かに教えてもらって初めて知るのである。

本能でほとんどの子育てを終えてしまう動物たちとは違って、子育てのやり方も多種多様である。5ヶ月から離乳食をあげなさいと言う人、1歳ごろまで無理にあげる必要は無いと言う人、3ヶ月から果汁を与えなさいと言う人、果汁はあげてはいけないと言う人…。少し前までは、周りの子育て経験者の教えを聞いていればよかったが、核家族では教えてくれる人はいない。かわりに、本に雑誌、インターネット、SNS…ありとあらゆる情報が入手可能となった。昔の迷信や誤った情報を排除できるという利点はあるのだが、孤独な母親に更なるプレッシャーを与えるという結果にもなっている。

そもそも、子どもの数が減り、子どもの価値が労働の担い手ではなく、親や社会全体の財産であると考えられるようになってきた現代では、子どもを素晴らしく育てあげることが親の義務であり、子どもの成功が親の成功であり、子育てが親の何よりも重要な仕事と考えられるようになってきた。

赤ちゃんの死亡率が高かった頃に比べると、ただ赤ちゃんが1歳になったというだけでは、素直に喜べない時代である。1歳まで生きるのは当たり前。重要なのは、「どんな」1歳になっているか。体重はきちんと増えているか、はいはいはできるようになったか、よく笑うか…。さらには、「1歳過ぎても立たないなんて大丈夫か?」「1歳半を過ぎても言葉が出ないのは問題じゃないか。」「3歳になってもオムツが取れないのは誰のせいか?」親に対するプレッシャーは尽きない。

子どもにかかるお金も増え続けている。昔は16歳にもなれば立派な稼ぎ手になっていたものだが、今ではほとんどの人が高校を卒業するようになった。大学に行くのさえもはや特殊なことではない。1960年ごろには10%程度だった大学進学率は、今では50%を超える。それどころか、10%を超える人が大学院に進むという。奨学金を受けたり、働きながら学校に通う子どももいないわけではないが、多くの親が20

歳を超える子どもの生活費や学費を払い続けているというのが現状である。学費だけではない。今や「個性」の時代。ひとりひとりの質を上げるために、水泳、書道、ピアノにバレエ、英語…勉強以外の習い事もさせなければならない。

もちろん、お金だけかければよいのではない。子どもと一緒に遊びましょう、本を読み聞かせてあげましょう、外に連れて行ってあげましょう、歯は親が仕上げ磨きをしてあげましょう、勉強を見てあげましょう…子どもに手をかけ目をかけるべきだと、本や雑誌やテレビやインターネットが大合唱する。

一方で、女性の社会進出も進んできた。女性の4年制大学への進学率は45・8％（2012年）であり、50年前の10倍以上である。同時に、結婚出産をしても働き続けることを希望する人も増えてきた。希望しなくても、子育て費用の上昇に伴って働かないわけにいかないという事情もある。

だからと言って、女性の労働状況が急激に向上したというわけではない。一世代前に比べれば、法も整備され、子育てに理解を示す会社も増えてきたものの、欧米に比べればまだまだ女性の社会的地位は低い。出産と共に仕事をやめることを余儀なくされるケースも多い。さらには仕事はやめたものの、経済的な理由でより条件の悪い仕事に再就職することになることもある。

仕事を続けても、ワーキングマザーの会社での待遇は決してよくない。残業しない、突然休む、などの理由で同僚からの風当たりが強かったり、出世をあきらめることになったりする。しかも、女性の就業が世間一般や家庭内で歓迎されているというわけでもない。子どもが小さい間は母親は家にいるべしという信仰は、まだまだ根強い。幼い子どもを持つ母親が、経済的に必要が無いのに働くのは利己的であるという考え方がいまだに強く支持されていることには、驚くばかりである。

また、女性の人生の選択肢も広がってきた。昔の女性の中では、結婚して、子どもを早く産んで、立派に育てることが成功であるという考え方が一般的であったが、今では多様化し、個人差が大きくなってきた。結婚するかしないか、子どもを持つか持たないか、仕事を続けるか続けないか、などなど正解の無い選択を無数にしなければならない。

選択肢や可能性が広がった分、欲求も期待も高まった。結婚には愛が無くてはならない、自分を磨いて賢くならなければならない、自分の価値を高める仕事をしなければならない、子どもをきちんと育てなければならない……。もちろんすべてを手に入れるのは無理なのだが、どれもこれも大事に思えて、現状の自分に満足できない。

男性へのプレッシャーも増えた。イクメンという言葉がはやり、育児や家事に参加すべしという風潮が高まってきた。こちらも、核家族化が進む中で親世代の協力が減り、父親の役割が大きくなってきたという背景がある。父親が外で働き、母親が内を守るという家庭イメージが崩壊しつつある中で、会社からの期待やプレッシャーは変わらないのに、家でも子育てに参加し、家事をすることが期待される。

もちろん、親にとって生きにくい時代になった、昔より子育てが大変になったと、一概に言えるようなものではない。女性にも選択肢が与えられ、自由が与えられ、豊かな暮らしができるようになった。社会は成熟し、豊かになり、子どもの死という人生最大の悲しい経験をする人も減った。しかし、自由や選択には代償がある。

現代の親は、孤独の中で子育てをしなければならない。本来人間は、社会的な動物であり、孤独の中で生きるようにはできていない。しかし、核家族化が進むことで、集団の中ではなく、家の中に子どもと2

人だけで隔離されるようになった。こうなると、相談する相手もいない。少ない子どもを間違いなく育てなければならないというプレッシャーは大きいが、助けてくれる人はいない。失敗すれば虐待だと疑われるのではないかとおびえ、しかし、不適切な行為があってもそれを指摘し正してくれる人はいない。

子育てが共同で行われていた時代、不適切な養育の種は、芽が小さいうちに刈り取られることが多かっただろう。しかし、今は芽が大きく育ってしまうまで、誰も気付かない。ある程度問題が大きくなってから「虐待」であると指摘されると、多くの親は「親失格」であるように感じて傷つく。したがって、不適切であるかもしれない行為はできるだけ人目につかないように隠してしまう。こうしてますます、育児がブラックボックス化するという状況である。

2　インターネットの影響

インターネットやSNSなどの新しい情報技術も、困難な育児に追い討ちをかけているのではないかと感じる。インターネットやスマートフォンという新しい技術は、家にいながらにして外の世界とつながりを持ち続けることを可能にする。しかし、その反面、自分は孤独の中にいるのに、たくさんの誘惑の中に身をおくことになってしまう。

ダイエット中のあなたは大好きなアイスクリームを我慢している。目の前に置かれたら、食べるのを我慢できるだろうか？　冷凍庫の中にあると知っていたら？　では、家の中に無かったら？

昔の親には、そもそも誘惑が少なかった。多くの人が20代前半までに結婚して、子育てをしていた。それ以外の選択肢があまりなかったのだ。周りには同じぐらいの年の子どもを持つ友だちがいて、一緒に子育ての悩みを共感しあうことができた。ところが現代では、人生の選択肢が増えた。仕事に打ち込む、ある程度のキャリアを築いて独立を目指す、家庭に入って子育てする、家庭と仕事を両立する、子育てを若くに終えて新しいキャリアを築く……など、いろいろな選択肢がある。結婚や出産の年齢が非常に幅広くなったため、同じ世代の友だちが同時に子育てをすることも少なくなった。もちろん、どの選択をしても様々な苦労があるのだが、時として他の人たちをうらやましく感じることもある。特に子育てに追われて自分のしたいことが何もできない時期、周りの友だちを見て、外の世界に取り残されたように感じることは誰でもあるはずだ。

知らなければ我慢することも無いのだろうが、SNSやインターネットの普及によって、たくさんの情報が簡単に手に入るようになった。フェイスブックには友達が会社を立ち上げたと報告があり、多くの人からお祝いのメッセージが寄せられている。ラインには高校の同級生の集いの案内が来る。

「それは今だけの話、他人には他人の苦労がある」と冷静に見られるのなら、何も問題は無い。しかし、周りの情報が簡単に手に入ることによって自分の状況が正しくないという焦りを抱き、自分が不幸だと感じたり、他人はすべて持っていて、自分だけが世界に取り残されて不幸のどん底にいるような気になってしまったりして、子どもに当たってしまったり、誘惑を我慢できずに子どもを置いて遊びに行ってしまうとしたら、もはやSNSは凶器である。

もし、SNSを見て、他人がうらやましくなったり、落ち込んだりするのなら、一旦SNSは退会するという選択を考えたほうがよいのかもしれない。人脈を広げたり、情報を得る上でSNSは優れたツールであるのだが、その情報に振り回され、依存し、精神が蝕まれる人が多いことも事実である。もうひとつ情報社会が危険だと思う点は、あふれる情報に無防備に晒されることである。インターネットを開くと、ほしい情報が簡単に手に入る。もちろん、様々な知識を得ることはすばらしい。離乳食の作り方、病気や怪我のときの対処法。外に出るのが難しい時期、そういった情報を入手できるのはすばらしい。

しかし、そこにあるすべての情報が正しいとは限らない。本は出版される前に、何かしらのチェックが入るが、インターネットではほとんどノーチェックで、発信したい人が自由に発信できる。簡単に発信し、簡単に手に入れることができるところがインターネットの魅力ではあるが、情報を受信する側には、取捨選択する能力を問われる。

1歳半になっても子どもが何も話さないとする。インターネットで調べると「発達障害」の疑い…。「発達障害」を調べると恐ろしい情報がたくさん…。わたしの育て方がいけなかったのではないか、わたしが妊娠中にした行動がダメだったのではないか…。医師の立場から言うと、あまりにも間違ったり偏ったりした情報に惑わされている人が多すぎることに少々危機感を感じる。情報はうまく活用できるのであれば、どんどん活用すべきであるが、あふれる情報に混乱し、不安を感じるようであれば、情報には接しないほうが良いのかもしれない。

最近は特にスマートフォンの普及によって、インターネットやSNS、そしてゲームなどがいつでも使えるようになった。「ながら」スマホによる事故も増え、社会的な問題となっている。スマホに夢中になってしまい、公共の場で子どもから目を離してしまう親は多い。ゲームやSNSなどは中毒になる。これも子どものネグレクトの一因となろう。もし、家でも外でも、スマホから離れられないのであれば、やはりスマホを置くことを考えるべきであろう。

ダイエット中のあなたがアイスクリームを我慢しているのだとしたら、アイスクリームは目の前に置くべきではない。冷凍庫にも無いほうが良い。ほとんどの人間には、目の前にある誘惑に打ち勝つ精神力は備わっていない。インターネットやスマートフォン、SNS、テレビゲーム。最近の情報機器はすばらしい。誰もが夢中になる魅力がある。しかし、それを見ることによって精神が不安になるのであれば、夢中になりすぎて子どもと向き合えないのであれば、そのすばらしさと子どもの未来のどちらが大切なのか、もう一度思い出してほしい。

16章＊治療から予防へ

虐待は恐ろしい。子どもの未来に影を落とす。子どもの脳に傷を与えるという事実を知らなくとも、誰もが理解しているところであろう。

わたしのこれまでの仕事は、虐待によって傷ついた子どもの傷を治療することであった。治療するために、脳を調べ、どうすれば治すことができるのかと考えてきた。その結果がこれまで書いてきた内容である。そして、傷を癒す方法については、今後も研究を続けて行こうと考えている。

しかし、実のところ、脳の受けるダメージがわかった現在、傷の癒し方を研究するだけでは足りないと考えている。研究すれば研究するほど、この傷を癒すのがどれほど大変かを痛感し、それを伝えるだけでは虐待は減っていかないことがわかってきたからである。

1　予防の重要性

医学の世界では、様々な分野で治療を中心とした考え方から予防を含めた考え方へと移行しつつある。

児童虐待についても、同様に防ぐための方策を考えなければならないのではないかというのがわたしの考えだ。もちろん、虐待に関する法律の整備や、児童相談所の増設などのインフラの整備、社会認知の向上などという政治的社会的な活動は、現在活発に行われている。しかし、脳医学的・精神医学的見地から虐待を減らすという活動は、ほとんど見当たらないのが現状である。

虐待はなぜ起こるか。児童相談所からの紹介でわたしのところに来るのは、長期的にかなり酷い虐待を受けた子どもたちである。しかし、その親はたいていの場合、子どもを愛している。そこに愛がないから虐待をするのではなく、愛があっても、「子どものため」という名目で虐待してしまうようである。つきつめてみれば、親（またはそれ以外の養育者）が虐待をしてしまう「異常」な状態にあるからであろう。この状態を改善しない限りは、虐待される子どもも減っていくことはない。ほとんどの親が子どもを愛し、自分の身よりも大切だと考える中、なぜこのような異常が起こってしまうのだろうか。

その原因を探り、親たちを救わなければ、虐待を減らすことはできない。

人間は、そもそも子育て本能をほとんど持たない生物である。

佐々木らは、育児経験の無い男女を集め、幼児とのふれあい経験を通して親性（親になる準備ができているか、育児に積極的か）が高まるかどうかをアンケートとｆＭＲＩを使って調査した。その結果、幼児とのふれあい体験をした群では、幼児への好感情および、育児への積極性が有意に高まった。また、ｆＭＲＩにおいても、育児に関与する領域、視覚野や聴覚野などの賦活が認められた。

つまり、人間の養育脳――子どもを愛し世話する能力のある脳――は、子どもと触れ合うことによって喚起され、育っていくのである。これは、女性は生まれながらにして母親であるという神話を覆す結果である。

長い歴史の中で、人間は、小さいときから自分より小さい子と触れ合ってきた。そうして養育脳をはぐくんだあとに自分の子どもを産み、産んでからは周りの人間のサポートを得ながら育児をしたのだ。

核家族化が進む中、子どもを産む以前に小さい子に触れる機会は激減した。多くの親が初めて抱く子が自分の子という状況である。まさに、「親となる準備は何もできていないのに、突然何もできない、意思の疎通もままならない生物を渡された」状態である。今の人間は、準備ができていない上に、周囲のサポートもなしに育児をしなければならない。不安で、自信が無いのは当然のことなのだ。

2　スキンシップの大切さ

子どもを産む前にもっと赤ちゃんに触れる体験をした方が良い、と言われても、現在の日本で、自分の子どもが生まれるまでに子どもと接する機会はあまりない。保育士を仕事にしていたり、同居や近所に住む親族がいるのでもない限り、小さい子どもと日常的に接することはほとんどない。言うのは簡単だが、現代の日本社会ではそう簡単なことではない。では、どうしたらいいのだろうか？

ひとつは、とにかく抱っこしてあげなさい、ということだ。生まれてしまったら、急いで取り返すしかない。

子どもとスキンシップを取ることによって、子どもが安心して落ち着くというだけではない。むしろ、親の養育脳がはぐくまれるのではないかと考える。

わたしの研究室では、オキシトシンと虐待についての研究を進めている。オキシトシンは、愛情ホルモンとも呼ばれる下垂体後葉から分泌される（神経ペプチド）ホルモンである。主な働きは分娩時の子宮収縮を促進する、出産後乳腺の筋繊維を収縮させて乳汁分泌を促すなど、女性の出産・育児に大きく関与するホルモンである。しかし、それだけではなく、良好な対人関係が築かれているときに分泌され、扁桃体の過剰な興奮を抑えるがゆえに闘争欲や恐怖心を減少させる。

外因的にオキシトシン点鼻を投与すると、金銭取引において相手への信頼関係が増すという研究報告もある。ただし、家族や自国などへの愛情が強まり、結束が強まるが故に排他的になる傾向があるという研究もある。

オキシトシンは、それゆえに人間とのきずなに働きかけるホルモンとして、自閉症や愛着障害などに作用するのではないかと、最近研究が進められている。まだ研究段階で、わかっていないことも多いのだが、オキシトシンは親子のきずなには欠かせないホルモンである。

そのオキシトシンは、授乳時に最も分泌されるのだが、スキンシップをするだけでも分泌される。母乳の出ない母親や父親でも、オキシトシンの効果を享受できるのである。赤ちゃんを抱っこしているとき、2人だけの幸せな世界を感じるのではないだろうか？　他には何も要らない、そんな少々排他的な愛情を感じるのが、オキシトシンの効果である。

そう考えると、スキンシップをたくさんすることが、虐待を止める一番の薬ではないかと最近わたしは考え始めている。実は、オキシトシンを虐待する親に投与することで虐待を止めることができないかというアイディアがあるのだが、そのアイディアを研究するには大きな障害がある。愛着障害で受診してくるのは、虐待されている子どもであり、親ではない。患者でない人に勝手に薬剤を投与することはできない。なので、現段階ではまだまだ実践までには遠い話なのだが、スキンシップで自然にオキシトシンが分泌されれば、親子のきずなが深まるのではないかと考えているところである。

幼児とのふれあいの経験のほとんど無い親が子育てをするのは、本当に大変なことだ。何もかも初めての上に、産後はホルモンバランスが崩れるために非常に不安が高くなり、産後うつになる人も多い。もちろん、あまりにひどい場合には専門のところに相談が必要だが、まずは、子どもを抱きしめてみてほしい。オキシトシンには、恐怖や不安をやわらげる作用もあると考えられている。

また、赤ちゃんとスキンシップを取ることは、親子の関係性を深めることにつながると考えられる。3歳までに親子の愛着が決まると考えている人たちもいる。3歳児神話とも呼ばれ、母親が3歳まで子育てに専念しないと将来子どもの発達に悪い影響がある、とするものである。科学的な根拠は乏しく、わたし自身は母親がべったり一緒にいる必要性は信じていないのだが、3歳までにきちんとした愛着を築かなければならないという意見自体には賛成である。

それは、子どもの発達に悪い影響があるからという理由ではない。母親でなくても、父親や祖父母やそれ以外の保育者と継続的な安定した愛着が築かれているのであれば、子どもはきちんと発達する。むしろ、わたしは母親側の理由で、幼い間にきちんとスキンシップを取ってほしいと考えている。子どもと母親（もちろん父親も）の幼い間の関係は、その後の親子関係にずっと影響を与える。もちろん、小さいうちの関係が希薄であっても、その後取り戻せないことは無い。しかし、ずっと多くの苦労が伴うだろう。

子どもがおとなしく抱っこされているのなんて3歳ぐらいまでだ。3、4歳ぐらいになると、友達との交流が少しずつできるようになる。彼らの世界は親（その他の保育者を含む）オンリーではなくなる。親子の関係に亀裂が入ったとして、親の努力だけで簡単に修復できるものではなくなっていくのだ。14、15歳の子どもを想像すればわかるだろう。その時になってから親が子どもと仲良くしたいと思っても、抱きしめたいと思っても、もはやそう簡単にはいかない。親に反発して家出する、親とは話さない、もちろん身体を触れるのなんてもってのほか。

虐待は関係性であるが、育児も関係性である。最初の3年間に抱きしめてつながっている親子のきずなは、揺らぎにくくなるのだ。逆に3歳までに、それよりももっと大きくなるまできずながうまく結べなかったとしても、取り返すことは不可能ではない。ただ、その関係性を築いてしまったのと同じぐらい、またはもっと長い時間がかかることは覚悟しなければならない。

個人的には、「親は子どものためにすべてを犠牲にするべき」という考え方には賛成できない。親は親である前にひとりの人間であり、子どもは時が経てば離れていくものだ。子育ては親の犠牲の上にあるのではなく、喜びの上にあってほしいと思う。

幼いときから保育園に行かせることや、祖父母に子育てを頼っていることに罪悪感を持つ必要はない。すべての人が子どもとべったり一緒にいることに幸せを感じるわけでもないし、すべての人が仕事にやりがいを求めるわけでもない。それぞれの母親が自分に合ったやり方で、良い精神状態を保つ方法を模索するべきだ。（楽しみのために頻繁に子どもを置いて遊び歩くことが良いとは決して思わないが。）

とはいえ、子育ての時期、自分の欲求は満たされない状態が続くのは確かである。最初の1年は、睡眠、食欲、時として排泄欲すら、簡単には満たされない日もある。子育てを終えた人は口をそろえて、「そんな時期はほんの一瞬だから」と言う。実際、終わってしまうと、なんと幸せな時代だったのかと懐かしくなる。子育てほど苦労が多いものは無いけれど、子育てほど報われる仕事も無いだろう。しかし、その渦中にある本人は、やはりそう思えない。自分だけが社会から取り残されて、不幸のどん底にいるような気分になる。

しかし、育児にかかる時間は成長と共にどんどん短くなる。おそらく一番大変なのは、3歳までだ。それからは、どんどん時間は短くなる。だから、せめて3年間は、子どもを必死で見てほしい。仕事をしていても、子どもと一緒にいる時間が短くても、とにかく一緒にいるときには、一番大切なものは子どもなのだということを全力で示してほしいと思う。最初の3年間、せめて一緒にいる時間は、可能な限りオキシトシンが豊富に出る親子の時間を持ってほしい。

もうひとつ、現代育児においてもっとも重要なもののひとつが父親の存在である。

核家族化した現代において、母親をサポートする人が少なくなったことで、父親が子育てにおいて非常に大きな役割を占めるようになった。

筆者の研究室では、福井県永平寺町で出生した子の発達に関する前向きコホート調査研究を行っている。375組にもおよぶ母子に協力してもらい、調査対象児の詳しい発達評価を行うことで、2歳までに発達障害リスクを発見し、将来的にはそれぞれの症状・特性にあわせた療育に資する施策を開発することを目的としている。この調査の中間解析でわかってきたことは、父親の育児参加は、母親のメンタルヘルスを介して子の社会性発達と関連している可能性があるということである。つまり、父親が家事や子育てに参加する割合が多いほど、母親のメンタルヘルスは良好であり、そのため子の社会性が発達している。

これまで父親には母親の役割を果たすことはできないと考えられてきた。父親がどれほどがんばったところで、子どもは母親より父親になつくことは無いから、無駄だと考えている人も多い。実際、父親に母乳を与えることはできないし、親子でスキンシップをとっても、男性は女性ほど多くのオキシトシンが分泌されない。しかし、それでもオキシトシンは分泌されるし、親子のきずなは深まる。実際、わたしが一緒に働いている男性は、生まれた時から子どものオムツ換えから食事の世話まで全部分担し、夜も一緒に寝ているのだが、4歳になる子どもは母親よりも父親になついているそうだ。

昔から人間は集団で子育てをしてきた。おそらくは、村の女性が集まり、交代で子どもを見ながら仕事をしていたのであろう。子どもを産む前から他人の子どもとふれあうことで養育脳を育み、子どもを産んでからは、他人のサポートを得てストレスを軽減し、仕事も育児も適度にこなす。現代の母親はこれとは逆に社会的孤立の中で養育脳がはぐくめないままに出産し、孤独の中で他人のサポートを受けられず、多大なストレスの中で子育てを行う。つまり、社会的な孤立の中での「孤」育てに陥ってしまい、赤ちゃんを見てもかわいいと思えない、泣いている幼いわが子が欲するものがわからない、などの問題を抱えて茫然としてしまうのだ。このような状況が虐待を生んでいるのだとしたら、どうすれば現代でも養育脳をはぐくむことができるのだろうか?

この研究はまだ始まったばかりだが、その答えが虐待を少しでも減らすアイディアにつながるのではないかと考えている。

17章＊育児に関わる人たちへ

わたしは虐待を受けた多くの子どもや親と接すると共に、講演を聴きに来てくれる熱心な親にも多く接してきた。わたしは育児の専門家ではないばかりか、自己評価落第点の母親でもあるので、あまり多くを語るのはおこがましいとは思う。それでも、たくさんの親に接してきたものとして、最後に育児にかかわる人にメッセージを伝えたい。

1　関係性の悪循環

虐待とは、一度や二度の行為では無く、子どもの人間性を否定した関係性である。関係とは、毎日毎日たくさんの行為で少しずつ築かれるものである。

日ごろの親子関係がしっかり結ばれていたとしたら、一度ぐらい暴力を振るったから、暴言を吐いたからといって、子どものこころが壊れてしまうようなことは無い。子どもはいつでも親が大好きで、たいていの場合どんなことでも許してくれる。だから、一度間違った行為をしたからと気に病む必要は無い。

ただし、逆に言うと、暴力を振るう、暴言を吐くという行為に至るには、何かしらの原因があり、それが取り除かれない限り、再発は防止できない。再発が防止できなければ、その行為は繰り返され、虐待という関係性に発展するのである。

3度までなら良くて、5度になるとダメ…と線引きできるものではない。大人はどうしても自分の都合の良いように解釈しようとするのが問題なのだが、冷静な目で見て、子どもとの関係性が子どもの親への絶対服従を条件としてなりたっていると感じたら、やはりその関係は改善を考えるべきである。

親子の関係が難しいのは、どんどん変化していくからだ。生まれた時は自分でご飯も食べられない、移動もできない、すべてを助けなければならない。着る服、食べるもの、遊ぶところ、すべて親が決めてやる。親は子どもの手足であり、頭である。しかし、子どもは成長していく。自分で手足を動かし、自分で考えるようになる。助けはどんどん必要なくなると共に、支えを求めるようになる。さらにその支えも少しずつ親以外へと分散していく。こうして子どもは自立していく。

子どものこころはすさまじい勢いで変化していくのに、その変化に親はなかなかついていけないものだ。子どもがいつまでも何もできない赤ちゃんだと思っているのは親だけだ。わかってはいても、自分の子どものことになるとそう簡単には受け入れられないこともある。少し前まで動くこともままならなかったくせに、主張をしはじめる。できもしないのにやると言い張り、親の言うことに反抗する。わたしの経験を振り返っても、子どもが「経済的にもその他の意味でもまだまだ依存している」のに「主張だけは一人前」であることにイライラしたものだ。大きくなったなあ、とほほえましく思えるときばかりではない。しかし、それこそが子どもの成長である。その過程をとばして大人になることは無い。子どものために払う犠牲の見返りを子どもに求めてはならない。子どもに何かをしてあげたからといって返ってくることなどないと思ったほうがよい。見返りがあるとすれば、それは与える喜びだけである。

子どもは成長しているのにいつまでも子どもの人間性を尊重しなければ、正しい関係は築かれない。子どもを所有物だと思っている以上、子どもが勝手なことをするのは許せないだろうし、自分のストレスをぶつけるのをやめることはないだろう。根源を絶たなければ、改善は望めない。

自分の子どもが考えていることがわからない、勝手なことばかりしている、と感じたら、一度子どもの友だちと接してみることをお勧めする。毎日毎日少しずつ変化するために感じられない成長を客観的に見ることによって、子どもがもはやひとりで歩き出していることを実感できるのではないかと思う。

また、関係性は双方向に働くものである。たとえば、親がいつも子どもに手を上げる。すると子どもはいつもおびえ、怒られそうな件に関してはうそをつくようになる。うそをつくことに対して親はまた手を上げる。手を上げられるのでまたうそを上塗りするようになる。長い時間の間に、子どもはなぜうそをついているのか自分でもわからなくなる。うそをついていることすらわからなくなることもある。親のほうも、子どものうそをやめさせるために手を上げているのだ、「しつけ」のために手を上げているのだ、と思い込んでしまう。親が子どもの行いを直そうと必死になればなるほど、親はますますひどい暴力を振るうようになり、子どもは逃げるためにますますうそを重ねるようになる。

このような悪循環から抜け出すのはそう簡単ではない。子どもが自分で気付いてうそをやめることなど、絶対に無い。親本人が冷静になって止める以外の方法は無い。

子どもにとって……特に小さな子どもにとって、親は全世界だ。殴られても、蹴られても、どんな暴言を浴びせられても、簡単に親を憎むことには至らない。

その安心感から、つい子どもには何をしても、何を言っても許されると思ってしまいがちである。しかし、子どもの脳には親の行動がどんどん書き込まれていく。親子には信頼があり、甘えがあるが、その甘えも本来双方向でなければならない。子どもが親を許す以上に親は子どもを許さなければならない。長い時間かけて築かれた関係は、強固になる。強い信頼関係で結ばれたきずなは簡単には崩れない強いものになる反面、ゆがみやほつれを重ねた関係は、いつしか解けないほどに絡まってしまう。この結果虐待が生まれる。

父親も母親も人間であり、時には感情的になることもある。必要以上に厳しく叱ってしまうこともあるだろう。そんな時でも、相手にもこころがあるのだということを思い出してほしい。そして自分に言い訳するのではなく、子どもの「許し」に感謝し、関係を改善する糧としてほしい。

正しい関係を築く方法などそう単純なものではないが、わたしが効果的だと思っている「しつけ」のこころがけがある。それは、「褒めること」と「叱ること」。

ビジネスの世界では、職場で上司が部下を叱るときの心得として、「行動」を指摘しろ、「人格」を否定するな、というのがあるそうだ。子どもを叱るときも同様に、行動を叱るだけにとどめてほしい。感情に任せて、「お前はダメだ」「お前はいつもそうだ」などと言わないように気をつけよう。

そして、子どもをたくさん褒めてあげてほしい。どんなことでもよい。子どもは叱るよりも褒めるほうが伸びるとはよく言われることだ。できるだけ具体的に褒めてやるのが良い。褒められるということは、お金などの報酬を得るのと同様の喜びがもたらされることが研究でわかっている。生理学研究所の定藤らの研究では、「他人に褒められる」状況と、「お金を得る」状況をテストし、脳の反応をｆＭＲＩで調べたところ、どちらも脳の線条体という領域が賦活することがわかった。つまり、「褒め」られれば、お小遣いをもらうのと同じぐらいのやる気が湧くということだ。もちろん、お小遣いだけでやる気を出させ続けていると、お小遣いがないとやる気が出ないという現象が起こりかねないが、「褒める」言葉にはそうした心配もない。

発達障害の章でも述べたように、わたしの研究室の研究によると、愛着障害の子どもたちはどんな報酬に対してもやる気を見せることが少なかった。

この研究は現在始まったばかりで、まだ結論を導き出すのは早計である。しかし、報酬系と愛着障害になんらかの関係があるとするならば、周りから認められることや褒められることが子どもの脳の発達にとって重要であるという証拠になるかもしれない。

2　正解のない育児

実際のところ、虐待という言葉が育児中の親を苦しめているという見方もある。近年、虐待の問題がクローズアップされ、虐待に対して社会の目が厳しくなってきた。それは、核家族化して他人の目が届きにくくなった現代社会において、虐待の芽を摘み取る唯一の希望である。しかし、その反面、孤独の中で奮闘する親たちをさらに追い込んでいることも事実である。正解の無い育児という仕事の中で、自分の行動がすべて正解なのだと自信をもつことは難しい。何度も繰り返しになるがわたし自身、自分の子育てが１

００%正しかったとは到底思えない。もちろん、娘たちがわたしの期待以上に立派に育ってくれたことに誇りはもっているが、自分の子育てについては、もっとこうすればよかった、あれをしなければよかったと、今でも反省や後悔でいっぱいである。

虐待についての多くの講演を行っている中で、たくさんのお母さんから、相談を受けるようになった。子育てに熱心な母親でも、それほどに悩んでいるという証拠でもある。

ほとんどの場合は、「大丈夫ですよ。あなたはちゃんとやってますよ。」と声をかける。というのも、こうした講演を聴きに来たり、雑誌を熟読してくれるお母さんは、たいてい子育てに熱心で、むしろ心配しすぎる傾向にあるからだ。お母さんたちのほとんどは、本当にがんばっている。子育てに熱心で、子どものためにできることを常に模索している。

ただ、あまりにがんばっていることが空回りして、子どもにつらく当たってしまっていることもあるようだ。一生懸命になりすぎることは常に良いこととは限らない。子どものことを思うあまり、子ども自身が何をしたいかよりも先回りして、子どもを縛り付けてしまう。子どものために、子どもの将来のために、子どもが苦労しないように・・・必要以上の「しつけ」をしてしまう。

あまり子育てにガチガチにならず、悩まず、力を抜いてみたらどうだろうか？　まずは自分に自信を持つことも大切だと思う。がんばりすぎて虐待とは言わないが、つらく当たってしまうことのある親は、もっと力を抜いてほしい。離乳食は瓶詰めのベビーフードでもかまわないし、ジャンクフードだけの食事だってたまにはいいではないか。嫌がる子どもを無理に習い事に連れて行かなくても、時期が来れば、子どものやる気は自然と湧いてくるかもしれない。

親への大きすぎる負担が子への暴力や暴言の原因となっているのであれば、それは本末転倒である。教育や食育などで得られる良い影響よりも、ストレスを与えることで与える悪影響の方が大きくはないだろうか？　賢い子どもを育てたい、健康でいてほしいというのは普通の親の願いである。しかし、それは親が勝手に願っていることであることは忘れてはならない。子どもの脳を鍛えたいのは、子どもではなく、賢い子どもを持ちたい親なのだ。もちろん、親のためであれ、子どものためであれ、一生懸命教育するのはすばらしいことである。しかし、それが親の強いストレスとなり、子どもがそのはけ口となっているような状態は適切ではない。

少子化・核家族化の中、多くの親が子どもに何かを与えなければならないとプレッシャーを感じているようだ。たとえば、子どもと遊んでやること。安全対策が重要視されるようになった現代、昔のように子どもを山や川で勝手に遊ばせておくことはできなくなった。その結果、親には毎日のように自分の子どもを遊ばせてやるという新たな仕事が増えてしまった。子どもと遊ぶというのは実はかなり骨の折れる仕事であるということは、多くの親が身をもって体験しているはずだ。特に、子どもと遊ぶのが得意ではない人は、自分が冷たい親なのではないか、親失格なのではないか、子どもはかわいそうなのではないかと悩む。しかし、子どもと遊ぶことが楽しいというのは幻想であって、多くの人がそう感じているわけではないということを知ってほしい。

もちろん、子どもと遊んでやるのはすばらしいことだ。子どもが小さい間のほんの短期間しかできない貴重な経験である。しかし、得意でないからといって悩む必要は無い。子どもは遊んでやらなくても勝手に遊ぶ。親が自分に関心を持ってくれることが重要なのであり、遊ぶという行為はそのひとつの形に過ぎない。

子どもが小さかった時には、わたしも同じ悩みを持っていた。しかし、あるとき、プロフェッショナルを利用すればいいのだと気付いた。

まず、おやつと飲み物をバスケットに詰め、レジャーシートを持って、娘たちと同じぐらいの子どもたちを誘い出す、公園まで連れて行けば、後は危険が無いように監視するだけ。子どもたちは勝手に遊んでくれる。大人が遊ばせようとするから大変なのであって、遊びのプロフェッショナルは何時間でも飽きることなく遊び続けられる。そう、遊ぶのはプロに任せて、大人はその環境を整えてやるだけで良いのだ。

ついでに言うと、その間、解放される、娘の友だちの親たちにも感謝されるというオマケまで付いていた。

子どもに反応してやることは非常に大切なことである。子どもに笑いかけ、子どもの話に耳を傾けて欲しい。しかし、「良い親」像にはとらわれないでほしい。良い親であることより、親自身が笑っていられること、それが子どもの脳の発育にもっとも良いのだ。

あとがき

本書は、友田の著書『いやされない傷』（診断と治療社）をベースとして、その後明らかになったことや検討を重ねてきた推論などを追加したものである。『いやされない傷』は、医学の専門書であり、もっと多くの人に読んでいただきたいという思いから本書の上梓を決意した。

執筆は、わたしがこれまでに書いてきたものや話した内容を、共著者である藤澤玲子さんがまとめ、さらにインタビューや独自の調査で説明を加えるという形で進められた。藤澤さんは、わたしの研究室で働く研究者の奥さんであり、同じグループの別の研究室の技術補佐員でもある。研究に近い位置にいながら、研究者ではない。細かい説明をすることなく執筆を進めてもらえるうえ、どうしても論文調になりがちな学者よりも一般に近い感覚で執筆してもらえるのは大変な魅力であった。

彼女もまた2児の母である。育児をする中で子ども虐待問題は身近に考えているという。打ち合わせのたびに、子育ての愚痴や思い出話に脱線してしまったのだが、その内容までも本書に暴露されていたのには驚いた。少し恥ずかしい思いもあるのが正直なところである。しかし、医師や科学者という視点だけではなく、母親の視点でテーマを議論できたことは、思わぬ収穫であった。議論の中で湧いてきた新しいアイディアは、本書に盛り込まれたし、今後の研究でも役立てたいと思っている。

このように、本書は彼女と一緒に作り上げたのだが、基本的な内容はわたしがこれまでに研究・調査・考察してきたものである。そのため、本書は友田単独の、一人称の語りの形式で書かれている。

わたしたちが本書を書き上げる上でもっとも悩んだのは、どこまで平易にするかという点であった。少なくともわたしの講演を聞きに来てくれている多くの人は、もっと科学的な専門的なことを知りたがっておられるようである。もっと、もっと、という強い思いを感じる。

科学とは、データがあって初めて成立するものである。そのデータを読み解いたところに理論が生まれる。多くの理論が生まれるが、そこには多くの間違いが含まれる。科学とは本当のところ真実などではなく、成長していく過程に過ぎない。間違いと修正の繰り返しの中で発展していくものである。本書で紹介した研究はわたしだけの功績ではない。わたしの研究に関わる多くの指導者や協力者はもちろんのこと、そこに至るまでの道を示してくれた多くの先人たちの間違いと修正の積み重ねの結果なのである。そして、わたしの研究もまた過程に過ぎず、後世修正されることもあろう。だとすれば、否定され、検討されるだけの十分な材料を示す必要がある。そういった意味でも、結論だけではなく、できる限り実験方法やデータを示すことにした。

しかし、ただ売れる本を出すよりも、科学に興味を持つ人の知的好奇心を満たすことができる内容にしたいという思いを優先した結果、多少なりとも読みやすさを犠牲にしてしまった感は否めない。まだまだわたしたちの力不足を露呈した結果でもある。それにもかかわらず、この本を、「難しい内容がわかりやすく書かれている」と快く出版を引き受けてくださった新曜社の塩浦社長と、手にとってくださった読者の方には大変感謝している。そして、もし、途中でわかりにくいところがあったら、そこは読みとばしていただいて差し支えない。最終的には、理論や科学などを超えて、人間の適応能力がいかにすばらしいものであるか、また、人と人との関係性が人間にとってどれほど大切なものであるかを理解していただければ、著者としてこれほどうれしいことは無い。

最後に、福井大学医学部附属病院子どものこころ診療部のスタッフ、そして五大学連合大学院小児発達学研究科福井校院生の皆さんにも感謝の言葉を伝えたい。

友田明美

＊　＊　＊

本書を執筆するきっかけになったのは、友田先生の研究室で働くわたしの夫の言葉であった。「友田先生は一般向けに本を書くべきだ。彼女にはその義務がある。」

友田先生は、「虐待は脳を変えてしまう」ことを伝えるため、講演活動を活発に行っているのだが、講演は時間が限られており、詳細を伝えることは難しい。そのため、多くの聴講者が「もっと詳しく知りたい」と思っても、『いやされない傷』という医療関係者に向けた本しかなかった。医学書なので、当然一般人が読むにはかなり難しい。それでも専門書としては異例の売れ行きだったという。中には虐待を受けた経験があり、友田先生の話を聞いて、「初めて自分の抱える問題の原因が見えてきた」と、必死で勉強しながら読破したという人もいた。このような人たちの思いに応えるべきではないか？　というのが夫の主張であった。

しかし、友田先生には研究室のマネージメント、自身の研究、学生の指導だけでなく講演やメディアの依頼まであって、執筆に時間がとれる状態ではなかった。そこで、わたしがいわば友田先生の頭の中にあるものをそのまま取り出す形で、代わりに書いたらどうだろう？　と考えたのである。

わたしはこれまでに翻訳書は出版しているが、ライターとしての経験はない。しかし、文章を書くのは比較的慣れている上、研究の内容を大まかには理解していた。わたしなら、先生の時間をそれほど使わなくても先生の思いを伝えられる。医学の研究者と一般人の架け橋になるものを作れるかもしれない。

この考えを話すと先生は、「あなたなら母親の気持ちも研究者の気持ちも理解してくれる」と、喜んでくださった。

脳科学の内容は難しく、脳や精神疾患などについてもう一度勉強する必要はあったが、執筆作業はとても楽しかった。それでも、難しい内容をわかりやすく書くというのは簡単なことではない。データが無ければ、科学ではない。データを解析し、根拠を示し、それを積み重ねて初めて一つの理論が生まれる。データが無ければ空論に過ぎないというのが、友田先生の口癖だった。正直なところ、データや細かい研究内容を示すと難しく、読みにくくなるが、示さなければ、「ポップな科学読み物」になってしまう。そのバランス配分にずいぶん悩んだが、最終的には、「一般の人にも理解できる〝科学書〟」にすることができたと思っている。現在は、むしろ、この本を選んでくださった方の知的好奇心にきちんと応えられているだろうか？　というのが心配でもある。

最初、わたし自身はこの本は友田明美の単著として出版されるものと考えていた。しかし、友田先生と新曜社の塩浦社長のアイディアで、友田明美、藤澤玲子の共著として出版することになった。友田先生は、「これはわたしたちの共同作業です。わたしの本であるのと同時に、あなたの本でもあります。あなたが長い時間をかけて書き上げたのです。一緒に出しましょう!」とおっしゃった。実のところ、現在は、ライターの名前を出すのは、一般的ではないそうだ。自分の名前をきちんと出してもらえたことをうれしく思うと共に、古い常識にとらわれない価値観を持つ人たちと仕事ができたことを誇りに感じている。

だんだん変わってきているとはいっても、男性優位の業界の中で、友田先生は子どもも育てあげた。また、臨床が重要視される医学界で、研究も自身で行っている。弱者としての立場も理解しているからこそ、「虐待」という誰も手をつけない厳しい内容を研究してきたのだろう。わたしが、友田先生の本をこのようなかたちで書くことになったのは、「出会い」と「タイミング」としか言いようがないが、本当に幸せなことだと感じている。

最後に、執筆中、あらゆる方法でサポートしてくれた家族と、福井大学子どものこころの発達研究センター小坂浩隆教授と研究室の皆様、そしてまだまだ未熟で無名のライターの書いた「難しすぎる」と言われ続けた本書の出版を快諾してくださった新曜社の塩浦社長に深く深く感謝を申し上げたい。

藤澤玲子

参考書

伊東ゆたか「被虐待児の脳障害 ―― 脳波を中心に」『小児科』2003; 44: 392-400.

杉山登志郎『子ども虐待という第四の発達障害』学研プラス，2007.

傳田健三『子どものうつ病』金剛出版，2002.

友田明美『新版 いやされない傷 ―― 児童虐待と傷ついていく脳』診断と治療社，2012.

ジョナサン・ハイト／藤澤隆史・藤澤玲子（訳）『しあわせ仮説 ―― 古代の知恵と現代科学の知恵』新曜社，2011.

デボラ・ブラム／藤澤隆史・藤澤玲子（訳）『愛を科学で測った男 ―― 異端の心理学者ハリー・ハーロウとサル実験の真実』白揚社，2014.

著者紹介

友田明美（ともだ　あけみ）
脳科学者。専門は小児発達学，小児精神神経学，社会融合脳科学。1987年熊本大学医学部卒。博士（医学）。熊本大学准教授等を経て，現在は福井大学子どものこころの発達研究センター発達支援研究部門教授・副センター長。著書に『いやされない傷 ── 児童虐待と傷ついていく脳』（診断と治療社），『子どもの脳を傷つける親たち』（NHK出版），『子どものPTSD ── 診断と治療』（共編，診断と治療社）ほかがある。

藤澤玲子（ふじさわ　れいこ）
フリーライター，翻訳家。1996年同志社大学文学部卒。2006年ニューヨーク州立大学アルバニー校経営学修士課程修了。現在は福井大学子どものこころの発達研究センター技術補佐員として勤務。訳書に『しあわせ仮説 ── 古代の知恵と現代科学の知恵』（共訳，新曜社），『愛を科学で測った男 ── 異端の心理学者ハリー・ハーロウとサル実験の真実』（共訳，白揚社）がある。

新曜社

虐待が脳を変える
脳科学者からのメッセージ

初版第1刷発行　2018年1月15日
初版第9刷発行　2022年3月15日

著　者　友田明美
　　　　藤澤玲子
発行者　塩浦　暲
発行所　株式会社　新曜社
101-0051　東京都千代田区神田神保町3-9
電話（03）3264-4973（代）・FAX（03）3239-2958
e-mail：info@shin-yo-sha.co.jp
URL：https://www.shin-yo-sha.co.jp/

印　刷　星野精版印刷
製　本　積信堂

ISBN978-4-7885-1545-1 C1047